Marion Blum

Casemanagement

Verweildauerreduzierung im Akutkrankenhaus

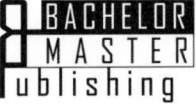

Blum, Marion: Casemanagement: Verweildauerreduzierung im Akutkrankenhaus.
Hamburg, Bachelor + Master Publishing 2014
Originaltitel der Arbeit: Implementierung von Case Management im
Pflegesektor zur Reduzierung der Krankenhausverweildauer am Beispiel der Erkrankung
Herzinsuffizienz

Buch-ISBN: 978-3-95684-431-7
PDF-eBook-ISBN: 978-3-95684-931-2
Druck/Herstellung: Bachelor + Master Publishing, Hamburg, 2014
Coverbild: pixabay.com
Zugl. Universität Bielefeld, Bielefeld, Deutschland, Studienarbeit, Juni 2007

Bibliografische Information der Deutschen Nationalbibliothek:
Die Deutsche Nationalbibliothek verzeichnet diese Publikation in der Deutschen
Nationalbibliografie; detaillierte bibliografische Daten sind im Internet über
http://dnb.d-nb.de abrufbar.

© Bachelor + Master Publishing, Imprint der Diplomica Verlag GmbH
Hermannstal 119k, 22119 Hamburg
http://www.diplomica-verlag.de, Hamburg 2014
Printed in Germany

Inhaltsverzeichnis

Abkürzungsverzeichnis

ADL	Aktivitäten des täglichen Lebens
AVR	Arbeitsvertragsrichtlinien
bzgl.	bezüglich
bzw.	beziehungsweise
CM	Case Management
DGCC	Deutsche Gesellschaft für Care und Case Management
d. h.	das heißt
DIP	Deutsches Institut für Pflegeforschung
DKG	Deutsche Krankenhausgesellschaft
Dr.	Doktor
etc.	et cetera
evtl.	eventuell
ff.	fortlaufend
G – DRG	German – Diagnosis Related Group
GF	Geschäftsführer
Ggf.	gegebenenfalls
GKV	Gesetzliche Krankenversicherung
h	hour/ Stunde
Hrsg.	Herausgeber
ICD	International Classification of Diseases
INEK	Institut für das Entgeltsystem im Krankenhaus
KAI	Kölner Assessment Instrument
LEP	Leistungserfassungsprogramm
o. g.	oben genannte
OP´s	Operationen
OPS	Operationen- und Prozedurenschlüssel
PfWG	Pflegeweiterentwicklungsgesetz
Prof.	Professor
RUG	Resource Utilisation Groups
S.	Seite
SGB	Sozialgesetzbuch

sog.	sogenannte
TQM	Total Quality Management
U. a.	Unter anderem
Vgl.	Vergleich
WSG	Wettbewerbstärkungsgesetz
www.	world wide web
z. B.	zum Beispiel

Einleitung

Seit der Einführung diverser Gesundheitsstruktur- und Gesundheitsänderungsgesetze wurden bisher in der Gesellschaft diverse Wege und Möglichkeiten diskutiert, wie das gesamte Gesundheitssystem effizienter gestaltet werden könnte. Die Verantwortlichen der Politik, Krankenversicherung, Bürgern, Unternehmen und Betreibern bzw. Trägern von Kliniken verstehen darunter einerseits eine stete Qualitätsverbesserung in der Patientenversorgung, die andererseits eine Kostenreduzierung ermöglichen sollen. Die anhaltend demografische Entwicklung der Bevölkerung und eine darauffolgende Erhöhung des Altersdurchschnittes in Deutschland zeigen deutlich, dass in den folgenden Jahren die Zahl der Pflegebedürftigen, chronisch und akut Erkrankten sowie multimorbide Patienten stark zunehmen werden.

Die Einführung des Fallpauschalensystems (G - DRG) seit 2004 lässt erwarten, dass die Verweildauer im stationären Bereich, je nach Diagnosestellung, noch kürzer als bisher sein wird. Ist die medizinische Akutbehandlung beendet, und der Patient ohne Berücksichtigung eines evtl. noch bestehenden Selbstpflegedefizits entlassen werden kann, wird die Zahl der Krankenhausrückkehrer steigen, insbesondere bei chronisch erkrankten Patienten (Drehtüreffekt). Die Folgen ergeben sich daraus, dass der stationäre Krankenversorgungsbereich durch Krankenhausrückkehrer immense Defizite erwirtschaften werden, da ein erneuter Aufenthalt durch seine vorangegangene G - DRG – Fallpauschale aus dem ersten Aufenthalt noch mit abgedeckt ist, was bei einem erneuten, wiederholten Eintritt mit der gleichen Krankheitsproblematik ins Krankenhaus jedoch nicht gegeben ist.

Am Beispiel der Erkrankung Herzinsuffizienz ohne große Nebenkomplikationen soll im Projektmanagement aufgezeigt werden, wie es durch eine bessere Vernetzung der Leistungen im Zusammenhang mit der Einführung von Case Management in der Pflege gelingt, die relative mittlere Verweildauer des Patienten im Krankenhaus von 9,6 Tagen *(Stand 2008 nach „INEK")* auf zunächst 8 Tagen zu senken. Dabei soll ein „Drehtüreffekt" verhindert werden und der Patient letztendlich sehr zufrieden mit seiner Versorgung sein.

Case Management greift den Aspekt des sog. "Fallmanagements" auf. Als "Fall" versteht es den betroffenen Patienten, der individuell durch den Prozess des Krankenhausaufenthaltes geführt wird: Von der Aufnahme über die Behandlung bis zur Entlassung. Case Management stellt eine Methode dar, die Wirtschaftlichkeit, Fallführung sowie Qualitätsverbesserung der

Versorgung in Einklang zu bringen sucht, sowie gleichzeitig die Verweildauer des Patienten verkürzen kann.

1. Problembetrachtung

Das gesamte Krankenhaussystem inkl. Management steht zurzeit und in naher Zukunft vor weitreichenden und komplexer werdenden Herausforderungen. Bisherige Reorganisationsprojekte erfolgten in einer reglementierten und starr strukturierten Expertenorganisation Krankenhaus mit überwiegendem reaktivem Verhalten auf Veränderungen der Umwelt. Das Gesundheitswesen in Deutschland insgesamt verfügt über moderne und leistungsfähige Angebote. Dazu kommt der stetige, medizinische Fortschritt, durch den sich günstige Lebensbedingungen ergeben können, die im positiven Sinne zu einer steigenden Lebenserwartung führt. Im Gegensatz dazu steht der demografische Wandel in der Bevölkerung mit einem immer geringer werdenden Anteil an erwerbsfähigen Personen. Aufgrund dessen wird es mehr chronisch erkrankte Personen geben. U. a. Herzinsuffizienzpatienten, die häufig wegen ihrer Umstände akut in stationäre Einrichtungen eingeliefert werden müssen. Gründe für eine erneute Wiederaufnahme ins Krankenhaus sind häufig: falsche Medikamenteneinnahme, fehlende oder nicht eingehaltene Diäten, erhöhte Flüssigkeitszufuhr, zu späte oder nicht erkannte Anzeichen einer Dekompensation sowie fehlende körperliche Aktivitäten. *(Vgl. Kolbe, 2008, S. 599)* Gesetzliche Krankenkassen leiten daraus sinkende Einnahmen und steigende Ausgaben ab. Zudem haben sich in den letzten Jahrzehnten die sozialen Familienstrukturen erheblich geändert. Es gibt mehr Singlehaushalte, alleinerziehende Personen, das gestiegene Erwerbsleben von Frauen und deren immer bessere Ausbildung. *(Vgl. Schmid, Weatherly, Meyer–Lutterloh, Seiler, Lägel 2008, S. 8 – 9)*

Aufgrund der häufigen Krankenhausaufenthalte von chronisch erkrankten Herzinsuffizienz-Patienten und deren teilweise noch nicht optimale Behandlungsprozesse beträgt die mittlere Verweildauer bei dieser Erkrankung 9,6 Tage. *(Quelle: „INEK")* Im Rahmen von strategischen Überlegungen wird das Case - Management zunehmend an Bedeutung gewinnen.

1.1 Aktuelle Anforderungen an die Kliniklandschaft

Um Case Management grundsätzlich einführen zu können, sollte sich der Krankenhausträger im Klaren sein, welche Probleme dieser mit Hilfe von Case Management lösen möchte und warum Case Management das dazu passende Modell sein könnte. Die zu bearbeitende Problemstellung muss exakt analysiert und einen Bezug zum Case Management herstellbar sein. Es Bedarf dazu einer klaren Indikation zum Case Management. *(Vgl. Wendt, Löcherbach*

2006, S. 140) Zum Case Management bedarf es, wenn bisher nichts klargestellt worden ist, ein großer Abstimmungsbedarf herrscht und mehrere Fachbereiche des Krankenhauses miteinander kooperieren müssen. Bevor Case Management im Krankenhausbereich eingeführt werden kann, muss zuvor eine Case Management tragende Struktur auf Systemebene entwickelt und eingeführt worden sein. Sie umfasst hier sämtliche Einzelverfahren und Steuerungsleistungen, die innerhalb des Krankenhausnetzwerkes aufeinander abgestimmt sein müssen. Es nimmt dabei Einfluss auf planerische und sozialpolitische Prozesse. Für alle Akteure sollte ein gemeinsames, jedem bekanntes Ziel formuliert werden. Jede Hierarchieebene muss zudem in das Netzwerk gezielt eingebunden sein, wenn die Umsetzung von Case Management funktionieren soll.

1.1.1 DRG – Vergütungssystem

Die DRG`s sind ein pauschales Vergütungssystem mit fester Pauschale für den jeweiligen Krankenhausaufenthalt. Der Fall bzw. Krankenhausaufenthalt wird in Abhängigkeit der Fallschwere und den erbrachten Leistungen mit einer DRG gegenüber der Krankenkasse abgerechnet. Maßgeblich ist dabei die Eingruppierung der Hauptdiagnose. Dazu können bei Vorliegen mehrerer Nebendiagnosen diese zusätzlich erfasst werden. Die Verschlüsselung erfolgt anhand von ICD – 10 Codes in der jeweils aktuell gültigen Fassung. Die sog. Prozeduren wie u. a. diagnostische Maßnahmen, OP′s, und therapeutische Interventionen werden über den OPS 301 Code in der aktuell gültigen Fassung codiert. *(Vgl. Carels, Pirk, 2005, S. 55 56)*

1.1.2 Verweildauer

Sie bezeichnet die Pflegetage bzw. die Dauer einer stationären Krankenhausbehandlung von dem 1. Tag der Aufnahme bis zum letztendlichen Entlassungstag, wobei der Aufnahme- und Entlassungstag als einen abzurechnenden Tag zu gelten hat. *(Vgl. Carels, Pirk, 2005, S. 245)* Die mittlere Verweildauer eines Herzinsuffizienzpatienten mit Schock ohne schwere Nebendiagnosen im Krankenhausbereich lag im Jahr 2006 bei 9,05 Tagen. Anhand des G – DRG Kataloges von 2006 *(Quelle INEK, 02.06.2008)* lag die mittlere gewollte und festgelegte Verweildauer bei 9,5 Tagen und ab 2008 bei 9,6 Tagen. *(Vgl. http://www.g-drg.de/cms /index.php/inek_ site_de/content/view/full/1661[Stand 02.06.2008])*

1.1.3 Integrierte Versorgung

Neue Anforderungen für das einzelne Krankenhaus ergeben sich im Grundsatz aus der zunehmenden Bedeutung von diversen integrierten Versorgungsformen, d. h. einer koordinierten Bearbeitung von bestimmten Patienten (u. a. chronisch erkrankte Patienten) im stationären Bereich von der Aufnahme, über Behandlungsablauf, zur Entlassung bis zur Rehabilitation bzw. Heimversorgung. *(Vgl. Gerlinger, 2007, S. 93/94).*

Die integrierte Versorgung bezeichnet eine Verzahnung von verschiedenen Gesundheitsbereichen (ambulanter, stationärer Bereich, Rehabilitation, etc.) im gesamten Gesundheitssystem. Grundlegendes Ziel einer Verzahnung dieser Gesundheitsbereiche ist es, die Zusammenarbeit zwischen den einzelnen Gebieten zu verbessern. Die integrierte Versorgung ist im §§ 140a – d SGB V geregelt und ist ein zeitlich unbefristeter Bestandteil der Regelversorgung. Hierbei können nun Verträge von einzelnen Krankenkassen nicht nur mit Gemeinschaften sondern auch mit einzelnen Vertragsärzten und medizinischen Versorgungszentren abgeschlossen werden. Krankenhäuser und Rehabilitationseinrichtungen können weitere Vertragspartner sein. *(Vgl. Carels, Pirk, 2005, S. 116)*

Die unterschiedlichen integrierten Versorgungsformen verfolgen das Ziel, die historisch gewachsene Abschottung der einzelnen Versorgungsbereiche intern wie extern stationärer Akuteinrichtungen, u. a. mit den Folgen einer unzureichenden Informationsübermittlung sowie mangelhafter oder fehlender Absprachen über Behandlungsschritte zu überwinden. *(Vgl. Gerlinger, 2007, S. 93/ 94)*

In dieselbe Richtung zielen auch diverse Maßnahmen des Gesetzgebers, die den Krankenhäusern eine prae- und poststationäre Behandlung sowie ambulante Operationen ermöglichen. Durch die Möglichkeiten des SGB V, Strukturverträge zu schließen und Modellvorhaben durchzuführen, können darüber hinaus neue Versorgungsformen erprobt und etabliert werden, die ebenfalls zu einer Erhöhung der Qualität und Wirtschaftlichkeit in der Akutversorgung führen sollen *(Vgl. Birkner, 2007)*. Der Trend hin zu integrierten Versorgungsformen wird insgesamt zu einer Verlagerung von der stationären Akutversorgung hin zugunsten der ambulanten Versorgung führen. Der regionale Preis- und Qualitätswettbewerb wird daher für das einzelne Krankenhaus weiter an Bedeutung gewinnen. *(Vgl. Schmidt-Rettig, 2001, S. 56 - 62)*

1.1.4 Begriffserklärung Herzinsuffizienz

„Herzinsuffizienz, auch Herzmuskelschwäche genannt, ist das Unvermögen des Herzens, das zur Versorgung des Körpers erforderliche Blutvolumen zu fördern (Zitat aus „Die Pflege", 2001, S. 651)

„Bei der Herzinsuffizienz ist das Herz nicht mehr in der Lage, die Gewebe mit genügend Blut und damit genügend Sauerstoff zu versorgen, um den Gewebestoffwechsel in Ruhe oder unter Belastung sicherzustellen (pathophysiologische Definition). Klinisch liegt dann eine Herzinsuffizienz vor, wenn typische Symptome (Dyspnoe, Müdigkeit, Flüssigkeitsretention) bestehen, denen ursächlich eine kardiale Funktionsstörung zugrunde liegt. Bei einer asymptomatischen linksventrikulären Dysfunktion besteht eine objektivierbare kardiale Dysfunktion, der Patient ist jedoch unter Therapie beschwerdefrei.

In der Epidemiologie stellt die Herzinsuffizienz eine der häufigsten internistischen Erkrankungen dar. In Europa wird die Zahl herzinsuffizienter Patienten auf mehr als 10 Millionen geschätzt. Eine vergleichbar große Patientengruppe weist darüber hinaus eine systolische kardiale Dysfunktion ohne Herzinsuffizienzsymptome auf. Die Prävalenzen und Inzidenzen sind altersabhängig. Im Alter zwischen 45-55 Jahren leidet weniger als 1 % der Bevölkerung an einer Herzinsuffizienz, zwischen dem 65. und 75. Lebensjahr bereits 2 - 5 % und bei über 80-Jährigen fast 10 %. Männer sind mit einer Geschlechterrelation von etwa 1,5:1 häufiger als gleichaltrige Frauen betroffen. In höherem Lebensalter nimmt besonders bei Frauen der Anteil einer diastolischen Herzinsuffizienz zu und macht bei älteren Patienten mehr als 30%, bei Patientinnen mehr als 40 % aus." (Vgl. Zitat aus http://www.dgk.org/Leitlinien/Leitlinien Herzinsuffizienz.pdf [Stand 03.06.2008]

1.1.5 Weitere Anforderungen

Der stationäre Krankenhausbereich wird in Zukunft durch eine Mehrzahl kommender Anforderungen gekennzeichnet werden, die den grundsätzlichen Trend zur Verweildauerverkürzung bei höheren Krankenhauseinnahmen mittels DRG verstärken. Hierzu zählt auf der Kostenseite die Länge des Aufenthaltes von Patienten. Je eher der betreffende Patient im Krankenhaus die Grenzverweildauer erreicht bzw. sie überschreitet, desto teurer wird er für das Krankenhaus. Je näher der Aufenthalt an der unteren Verweildauergrenze liegt desto kostengünstiger ist es für die stationäre Akutversorgung.

Darüber hinaus werden zukünftig weitere wichtige Faktoren wie der medizinisch-technische Fortschritt, die demografische Alterung der Gesellschaft und der zu beobachtende

Wandel des Krankheitsspektrums, d.h. insbesondere die stetige Zunahme chronischer Erkrankungen und Multimorbidität, zu einer deutlichen Erhöhung des Kostendrucks für Kliniken führen. Die Patienten werden zudem anspruchsvoller und sind zunehmend weniger bereit, ein Krankenhaus zu akzeptieren, das nicht den eigenen Erwartungen und Bedürfnissen entspricht. Die Ansprüche der Patienten erstrecken sich dabei nicht nur auf medizinische Leistungen, sondern auch auf die pflegerischen und sozialen Dienstleistungen. Die Patienten entwickeln sich zukünftig zu anspruchsvollen Kunden, deren Bedürfnisse und Erwartungen zu berücksichtigen sind. Für die Krankenhauslandschaft bedeutet dies eine weitere Verschärfung der Kosten- und Wettbewerbssituation sowie die Notwendigkeit, die eigenen Leistungs- und Organisationsprozesse konsequent am Patienten und nicht am Krankenhaus auszurichten.

1.2 Anforderungen im Pflegemanagement

Durch den Einsatz von Case Management soll die Pflege in die Lage versetzt werden präventive Potenziale zu realisieren, notwendige Dienstleistungen zeitnah einleiten und erbringen zu können, die Abstimmung der Leistungsanbieter untereinander zu erhöhen. Zudem sollte die Leistungserbringung in der Tendenz in eine weniger kostenintensivere Umgebung verlagert werden, um eine Über-, Unter-, und Fehlversorgung zu vermeiden. Die Pflege sollte in der Lage sein, ihre Patienten zu befähigen, trotz ihrer aufgrund der Krankheit und/ oder Gesundheit bedingten Funktionsstörungen bzw. Behinderungen ein optimales Wohlbefinden erzielen zu können. Des Weiteren sollten sie befähigt werden, ihren Gesundheitszustand zu verbessern, Selbstpflegepotenziale zu realisieren, ihr Selbstmanagement zu optimieren sowie die Selbstverantwortung zu übernehmen, um wieder aktiv an Versorgungsentscheidungen mitwirken zu können. Die Pflege sollte, auf die an der Versorgung beteiligten professionellen Akteure, eine positive Veränderung erwirken. U. a. eine steigende Zufriedenheit mit dem eigenen Versorgungshandeln und/ oder Produktivitätszuwächse zu erzielen. *(Vgl. Ewers, Hrsg. Wendt, Löcherbach 2006, S. 60/ 61)* Um die genannten Anforderungen auf der Mitarbeiter-, Patienten- und Systemebene realisieren zu können, bedarf es neben den grundsätzlich adäquaten Rahmenbedingungen auch einer entsprechenden Qualifikation. Die Mindestanforderung an die Qualifikation eines Case - Managers ist der „Bachelor of Sience in Nursing" und eine dreijährige praktische Tätigkeit.

2. Thema und Zielsetzung des Projekts

Die Verweildauer ist in den deutschen Krankenhäusern seit 1990 stetig gesunken. Laut Statistik der DKG sank die mittlere Verweildauer von Patienten von 14,6 Tagen auf 8,9 Tagen. Parallel dazu stieg die jährliche Patientenzahl von 14,6 Mio. auf 17,3 Mio. Die Leistungsdichte im stationären Bereich hat für die Gesundheitsberufe erkennbar zugenommen. D. h., die stationären Akuteinrichtungen benötigen einen erhöhten Bedarf an interner Koordination und im Verhältnis zum Patienten eine verbesserte Kommunikation. Das Case Management hat zudem das Ziel, in einer konkreten Versorgungssituation den individuellen Versorgungsbedarf herauszufinden. Dabei sind entsprechende Maßnahmen einzuleiten, die in dieser Versorgungssituation benötigt werden, um sie zugunsten der Versorgungsqualität zum Einsatz zu bringen. Das Case Management bezieht sich auf einen konkreten Patientenfall in seiner speziellen Versorgungssituation. Daher ist das Case – Management auch Anbieter- und einzelfallbezogen. *(Vgl. Schmid, Weatherly, Müller – Lutterloh, Seiler, Lägel, 2008, S.72)*

Weitere Ziele neben der zentralen Verweildauerverkürzung sind folgende Unterziele: Einführung und/ oder verbesserte Überleitung-/ Entlassungsmanagement, Wund-, Schnittstellen- und Schmerzmanagement sowie langfristig die Einführung von Telemedizin bzw. telemedizinischen Aspekten. Diese Unterziele werden in weiteren angehenden Projekten zu einem anderen Zeitpunkt eingehender erläutert. Im Fokus dieses Case Managementprojektes am Beispiel der akuten Herzinsuffizienz ohne schwere Comorbiditäten stehen folgende kurz- bis mittelfristigen Ziele für diese Erkrankung:

- die Senkung der relativen Verweildauer
- Budget- und Kostensicherung/ Erlössteigerung
- die Sicherung der Behandlungsqualität und optimalen Versorgung.
- Sicherstellung des optimalen Ablaufes in der Patientenversorgung
- Vermeidung des „Drehtüreffektes"
- Entlastung der Pflege und Ärzteschaft durch Umverteilung von Aufgaben
- Steigerung der Kunden- und Mitarbeiterzufriedenheit

Case Management nimmt eine sog. anwaltliche Funktion für den Patienten ein. Daher ist bezogen auf die qualitativ hochwertige Versorgung eine nahtlose Weiterführung von Pflege- und Behandlungsprozessen besonders wichtig. *(Vgl. DIP (Hrsg.) 2004, Nachdruck 2008, S. 120)*

2.1 Case – Managementmodul zu qualifizierten Verweildauerverkürzung

Dies ist ein methodischer Ansatz, die Abläufe und Aufgaben aller in der Patientenversorgung benötigten Akteure zu koordinieren. Ziel ist es die Leistungserbringung effektiv und effizient zu gestalten sowie als Folge daraus die Verweildauer deutlich zu kürzen. Die Verbesserung der Dokumentationsqualität ist u. a. eines der Effekte, da innerhalb von Case – Management diverse Regeln und Kriterien aufgestellt werden, die eine Prüfung der Behandlungsqualität und –wege erst ermöglichen. In Deutschland fehlen eine Reihe bindender Richtlinien und Vorgaben, um die Prüfung der Behandlungsabläufe nach rechtlich fundierten Parametern durchführen zu können. Die Dokumentation erhält somit, neben der Haftungs- und Qualitätsdimension eine ganz neue Bedeutung. *(Vgl. Schwaiberger, 2005 S. 49 – 50)*

Mit Case - Management bezeichnet man ein Versorgungsmanagement, das die gezielte Versorgung von psychosozialen und medizinischen Bedürfnissen des Patienten über jegliche Leistungsbereiche steuert bzw. optimiert. *(Vgl. Carels, Pirk, 2005, S. 49)* Es ist ein Prozess der Zusammenarbeit, in dem Probleme eingeschätzt, Ziele und Maßnahmen geplant, umgesetzt, koordiniert und überwacht werden. Daraus folgend werden die erbrachten Dienstleistungen evaluiert, um dem Gesundheitsbedarf des Patienten mittels Kommunikation und verfügbarer Ressourcen auf ökonomische und qualitative Ergebnisse nachzukommen. *(Vgl. Wendt, 3. Auflage 2001, S.154)* Ziel des Case Managements ist es, die Versorgungsqualität zu verbessern, eine bessere Complience des Patienten zu sichern sowie langfristig aus gesundheitsökonomischer Sicht die Kosten zu senken. *(Vgl. Carels, Pirk, 2005, S. 49)*

3. Gesundheitspolitische Relevanz des Projektes

Das gesamte deutsche Gesundheitssystem befindet sich seit mehreren Jahren in einem tief greifenden strukturellen Wandel, die noch einige Jahre anhalten wird. Dieser strukturelle Wandel im Gesundheitswesen wird durch die Einführung der G – DRG´s beschleunigt, damit die politisch gewollte Ablösung des alten Selbstkostendeckungsprinzips durch eine gezielte Implementierung des ganzheitlich leistungsorientierten Fallpauschalensystems. Die bisher vorhandenen Organisationsstrukturen müssen sich als Konsequenz an die kommenden Anforderungen der Behandlungsprozesse neu anpassen. Der Umstieg auf ein diagnoseorientiertes Patientenklassifikationssystem wie G-DRG verlangt von den stationären Akuteinrichtungen eine stets fortwährende Wandlungsfähigkeit in der Art ihrer Leistungserbringung und in der Flexibilität ihrer Organisationsstruktur. Die aktuell knappen öffentlichen Haushaltskassen machen eine andauernde Subventionierung der Kliniken durch die Kommunen und Bundesländer unmöglich. Als direkte Konsequenz, erhöht sich nicht nur aufgrund der begrenzten Krankenkassenbudgets, fortdauernd der wirtschaftliche Druck auf die Krankenhäuser. Dank eines stetigen technologischen und medizinischen Fortschritts sowie einer zunehmenden Effizienz in der Leistungserbringung und -entwicklung von Synergieeffekten wird die durchschnittliche Verweildauer der Patienten in stationären Akuteinrichtungen weiter absinken. Entscheidende Erfolgsfaktoren sind neben den veränderten Rahmenbedingungen wie baulichen, personellen oder sachlichen Umgestaltungen auch zukünftig die prozessorientierten Organisationsstrukturen, eine eingehende Patientenorientierung, die Beteiligung der Nutzer, Flexibilität, die Schnelligkeit sowie eine Transparenz in der Kosten- und Erlösstruktur. Das Case Management, zunächst als ein neutrales und ganzheitliches Managementkonzept angesehen, besteht aus einem interdisziplinären System – und Fallmanagement. Diese können in den stationären Akuteinrichtungen, insbesondere im Pflegebereich dazu genutzt werden, die bisherigen, starren, hierarchischen Organisationsstrukturen aufzubrechen und an die optimierten Behandlungsprozesse in Pflege, Medizin und Funktionsbereiche anzupassen. Eine durch das Case Management prozessorientierte Klinikorganisation unterstützt in hohem Maß die Ausrichtung der Organisationen an den individuell je nach Fachgebiet ausgerichteten Kernprozessen. Diese werden durch die Managementprozesse und durch sekundäre und tertiäre Leistungserstellungsprozesse unterstützt. Im praktischen Alltag, u. a. auch am Beispiel des Pflegealltags, steht der Case Manager als Vermittler im Spannungsfeld zwischen Erlös- und Qualitätsorientierung. Dieser kann somit ganz gezielt die potenziellen Versorgungsleistungen für den betroffenen Patienten koordinieren und steuern. Dem bisher auftretenden Drehtüreffekt soll daher gezielt mittels einer Einschätzung des aktuellen und langfristigen Versorgungsbedarfs durch einen Case Manager vorgebeugt werden. Zudem möchten die Patienten einen zentralen Ansprechpartner für ihre gesundheitliche Problematik haben und nachhaltig in den Entscheidungs- und Behandlungsprozess eingebunden werden. *(Vgl. http://www.vpu-online .de/de/pdf/ Positionspapier_Case-Management.doc (Stand 06.07.2008) Dr. Pape)*

Mit der Einführung von Case Management in der Pflege als patientenorientierte Neugestaltung von Versorgungsroutinen unter Einbeziehung aller relevanten Akteure des Gesundheitswesens, bedarf es aufgrund traditionell hierarchischer Verantwortungsgestaltung im Gesundheitswesen einer sorgfältigen Implementationsbegleitung. Zudem wird die systematische Dokumentation, Evaluation und Wirkungskontrolle von Case Management intensiviert werden müssen. Dies steht in der Pflege in Deutschland neben praktischer auch zahlreiche wissenschaftliche Herausforderungen zusätzlich zur Bewältigung an. *(Vgl. Ewers, Hrsg. Wendt, Löcherbach, S. 66)*

Im Gutachten des Sachverständigenrates im Gesundheitswesen vom 03. Juli 2007 favorisieren diese eine Etablierung des Case – Managements als ein zielführendes Beispiel für Managed Care – Konzepte. Zudem werden Empfehlungen des Sachverständigenrates mit dem Titel:

„Kooperation und Verantwortung, Voraussetzungen einer zielorientierten Gesundheitsversorgung" an politische Entscheidungsträger formuliert. *(Vgl. Bostelaar, Pape 2008, S. 22)*

3.1 Ökonomische Relevanz des Projektes

Für die Krankenhäuser stehen, mit dem DRG – System für die Behandlung der Patienten, Fallpauschalen zu, die sich aufgrund der Patientenklassifikation und den zur Verfügung stehenden Volumina unterscheiden. Wenn es gelingt, für die Behandlung eines Patienten weniger Finanzmittel aufzuwenden als durch die durch die G - DRG vorgegebene Fallpauschale zur Verfügung steht, macht das Krankenhaus ein Gewinn. Gelingt es nicht, macht das Krankenhaus Verlust. Aufgrund dieser veränderten ökonomischen Rahmenbedingungen für die Krankenhäuser sind sie dazu aufgefordert, ihre organisatorischen, medizinischen, therapeutischen und pflegerischen Prozesse auf die optimale Versorgung der Erkrankung auszurichten. Hierzu sind die Prozesse zu vernetzen und ihre organisatorischen Prozesse danach auszurichten. *(Vgl. Kleve, Müller, Hampe – Grosser, Hrsg. Brinkmann, 2006, S. 27 – 28)*

Die Auswirkungen aus einer Einführung von Case - Management in der Pflege werden in Zukunft daher sicher zu erkennen sein. Interne Abläufe werden unter dem Kosten-, Leistungs- und Ressourcensteuerungsaspekt und -planung eine essenzielle Bedeutung erhalten. Denn die G – DRG´s erfordert eine hohe Transparenz des internen Leistungsgeschehens aus Kostenge- sichtspunkten je Behandlungsfall als auch aus erbrachten Qualitätsgesichtspunkten. Dabei wird u. a. eine Implementierung von Prozessmanagement zur krankenhausinternen Ablaufop- timierung im Pflegebereich eine zentrale Führungsaufgabe des Pflegemanagements sein bzw. werden. Dabei gilt es Unwirtschaftlichkeiten insbesondere in der Schnittstellenproblematik zu erkennen und ohne Rücksicht auf organisatorische, hierarchische und berufsgruppenspezifi- sche Interessen Effizienz steigernde Veränderungen herbeizuführen. Der Träger von stationä- ren Akutversorgungen wird gefordert sein, gewonnene Erkenntnisse u. a. aus der Prozesskos- tenrechnung, Leistungsportfolio und/ oder Marktanalyse in der Hinsicht der Unternehmensführung durchsetzen. *(Vgl. Schwaiberger, 2005, S.25/26)*

4. Stand der Forschung und Entwicklung in der Praxis

Case Management befindet sich in der Bundesrepublik noch am Anfang der weitergehenden Entwicklung. Es wird von der Politik gefordert und ist gesetzlich festgeschrieben (§ 11 SGB V, § 7a PfWG Referentenentwurf, 12/2006) *(Vgl. Bostelaar, Pape 2008, S. 19)* Bisher gab es noch keine vollständige Erhebung über die Verbreitung von Case Management in der Bundesrepublik, da weder das Verfahren, noch die Tätigkeit, noch die Anwender hierzulande sich an Standards messen lassen müssen. Aufgrund von fehlenden Publikationen in diversen Fachzeitschriften und Fachbüchern wird allerdings angenommen, dass eine eindeutige Klärung über eine aufbauorganisatorische Einordnung von Case Management im Krankenhaus bisher noch nicht erfolgt ist. International hat die Pflege in Theorie und Praxis wichtige Beiträge zum Case – Management geleistet. Dabei hat sie innovativ auf die Gesundheitsversorgung reagiert. *(Vgl. Ewers, Hrsg. Wendt, Löcherbach, S. 67)*

4.1 Rechtliche Grundlagen

Die gesetzlichen Grundlagen mit Bezug zum Case – Management wurden im GKV Wettbewerbsstärkungsgesetz (GKV – WSG) festgelegt. U. a. wurden die Ansprüche der Versicherten im § II Abs. 4 des GKV – WSG wie folgt definiert:

„Versicherte haben Anspruch auf ein Versorgungsmanagement insbesondere zur Lösung von Schnittstellenproblemen beim Übergang in die verschiedenen Versorgungsbereiche. Die betroffenen Leistungserbringer sorgen für eine sachgerechte Anschlussversorgung des versicherten und übermitteln sich gegenseitig die erforderlichen Informationen. Sie sind zur Erfüllung dieser Aufgabe von den Krankenkassen zu unterstützen. Soweit in Verträgen nach §§ 140a bis d nicht bereits entsprechende Regelungen vereinbart sind, ist das Nähere im Rahmen von Verträgen nach § 112 oder § 115 oder in vertraglichen Vereinbarungen mit sonstigen Leistungserbringern der gesetzlichen Krankenversicherung und mit Leistungserbringern nach dem Elften Buch sowie mit den Pflegekassen zu regeln"

Das Gesetz enthält dazu gezielte Maßnahmen, um die Schnittstellenproblematik zu überwinden und Patienten einen reibungslosen Übergang zwischen den einzelnen Gesundheitsbereichen zu ermöglichen, ohne jegliche Wartezeiten und Pausen der Behandlung. U. a. sind folgende Maßnahmen von mehreren speziell dafür vorgesehen:

-	Die Leistungsangebote werden besser vernetzt.
-	Künftig ist ein verbessertes Entlassungsmanagement einzuführen.

- Bei der Entlassung/ Überleitung aus dem stationären Bereich muss umgehend nahtlos eine sach- und fachgerechte Anschlussversorgung sichergestellt werden.

Des Weiteren ist Case Management gesetzlich festgeschrieben in 11 SGB V und § 7a PfWG Referentenentwurf, 12/2006.

4.2 Spezifische Case – Management - Forschungen

Aufgrund einer aktuell hohen Akteursdichte je nach Fragestellung sollten die potenziellen Studien zum Thema Case Management immer quantitative und qualitative Forschungsmethoden kombinieren. Laut *Pape* bieten neben den quantitativen Methoden wie Outcomemessung im Sinne einer Kosten-Nutzen-Analyse auch diverse qualitative Methoden im Bereich der Systemgestaltung die Möglichkeit, die Akteursperspektiven zu berücksichtigen, sowie das Funktionieren von Interaktionen innerhalb der Netzwerke zu verstehen. Das Case Management liegt horizontal zu allen Leistungsbereichen in der stationären Akutversorgung auf der Fall- und Systemebene. Deshalb beinhaltet eine Forschung zum Case Management zugleich auch verschiedene Aspekte der Versorgungs- und Organisationsforschung. *(Vgl. Pape, 2008 http://www.vpu-online.de/de/pdf/Positionspapier_Case-Management.doc, Stand 06.07.2008)*

Unabdingbar sind zukünftig weitere empirische Forschungen über die Wirkungen von Case Management. Hierbei können Effektivitäts- und Effizienzstudien bzw. Implementationsstudien zentrale Argumente für die Etablierung von Case Management liefern. Die aufgezeigten Modellprojekte und laufenden Studien zeigen die Richtung an. *(Vgl. http://cms.uk-koeln.de/live/ case-management/content/e59/e74/LcherbachCMinDeutschland.pdf 08.05.2008, Löcherbach)*

Zurzeit können auf empirischer Ebene die Frage, ob Case Management wirkt, nicht eindeutig befriedigend beantwortet werden. Je nach entsprechender Fragestellung können jedoch folgenden Forschungsdesigns nach *Schmidt & Schu (2006)* wertvolle Ergebnisse liefern:

Eine Implementierungsstudie, die fallbezogene Einzelfallstudie, eine Verlaufsstudie, die Kosten – Nutzen – Analyse sowie die Metaanalyse.

Eine Notwendigkeit von begleitenden und evaluierenden Studien gewinnt durch die Etablierung von Case Managementmodellen immer mehr an Bedeutung. Neben Effizienzstudien sollten auch Patientenperspektivststudien ein Standard sein, um dem patientenorientierten Anspruch an Case Management gerecht werden zu können. Es sind dabei qualitative sowie quantitative Forschungsmethoden als gleichwertig anzuerkennen, und entsprechend der jeweiligen Forschungsfragen anzuwenden. Die Kriterien der Versorgungsforschung gelten auch für Case Management *(Vgl. Pfaff, 2003, http://www.versorgungsforschung.nrw.de/content/e54 /e104/ e261/ object263/Pfaff_H_2003_Versorgungsforschung-Begriffsbestimmung.pdf Stand 03.07.08).*

4.3 Datenlage und Case - Managemententwicklungen in der Praxis

Zurzeit werden in der Universitätsklinik Köln diverse Forschungsprojekte zu quantitativen und qualitativen Case Managementmethoden sowie Fallgruppen im Case Management durchgeführt. Aufgrund von Forderungen des Sachverständigenrates nach einer Ausweitung und weiteren Aufbau von Case Managementstrukturen, muss die aktuelle Forschungslandschaft aufgefordert werden, Instrumente sowie Evaluationsstandards zu entwickeln.

5. Einschätzung der Realisierbarkeit und Strategien zur Akzeptanzsicherung

Vor der eigentlichen Auftragsvergabe eines Projektes ist für das geplante Vorhaben zuerst kritisch zu hinterfragen, ob die Projektmerkmale tatsächlich vollständig erfüllt worden sind. Anhand von detaillierten Checklisten nach *Wolf/ Genz (2004, S.8)* kann dem eindeutig zugestimmt werden.

Bei der Implementierung eines Case Managementkonzeptes in der stationären Akutbehandlung handelt es sich um eine neue und einmalige Aufgabenstellung, die in seiner komplexen Art unbedingt einer intensiven fachübergreifenden Zusammenarbeit bedarf. Diese Aufgabe erfordert mindestens ein planmäßiges, systematisches Arbeiten. Es verfolgt zudem ein definiertes Ergebnis und ist vorgegeben zeitlich befristet.

Laut Organisationstheorie wird die betriebliche Koexistenz von Linienorganisation und Projektgruppe als Matrix-Projektorganisation bezeichnet *(Vgl. Mühlbauer, 2008, S.29 ff)*. Nachteile dieser Organisationsform werden im Grundsatz als Machtkämpfe, Entscheidungsverzögerun- gen sowie das mittelbare Abschieben von Verantwortung angegeben. Die Vorteile dagegen werden gerade durch eine sehr bewusste Schaffung von verschiedenen Konflikten an den Schnittstellen zwischen Linienorganisation und der Projektorganisation als produktiv – kreative Impulse in Problemlösungsprozessen gesehen.

Eine permanente Einführung von Projektmanagement ist nicht grundsätzlich als Erfolgsgarantie für geplante Vorhaben vorausgesetzt, da Projekte mit regelmäßig großen wie kleinen Problemen und Risiken behaftet sind *(Vgl. Mühlbauer 2008, S.46)*. Die Analyse von potenziellen Risiken und Problemen sollte demnach bereits in der Planungsphase sowie in den weiter folgenden Projektphasen, in den sog. Vor-, Haupt- und Detailstudien berücksichtigt werden, um bei den hinreichend hohen Risiken unterschiedliche Möglichkeiten und Ansätze zur Schadensvermeidung bzw. -minimierung herausarbeiten zu können *(Vgl. Fiedler, 2005, S.48ff)*. Aufgrund dieses Zusammenhangs werden unter Bezugnahme einer Auflistung von potenziell möglichen Projektmisserfolgen fünf Themenoberschwerpunkte wie die Projektziele, das Vorgehen, die Instrumente, die Organisation, die personellen Aspekte sowie die erhobenen Ergebnisse einer detaillierten Analyse dort aufgeführter potenzieller Probleme vorgestellt. Auf verschiedene konkrete risikopräventive und -mindernde Maßnahmen werden im Anschluss eingegangen. *(Vgl. Haberfellner 1992, S.2091ff)*

5.1 Patientenebene

Für die betroffenen Patienten stellt das Case Managementangebot zur besseren Koordinierung und Betreuung seines Behandlungsverlaufs sowie zur kürzeren Verweildauer eine Alternative zur bisherigen Vorgehensweise dar, sodass von der Patientenseite keine Akzeptanzprobleme zu erwarten sind.

6. Projektziele

Das übergeordnete Ziel des Projektes lautet die Optimierung der Verweildauer in der stationären Akutversorgung. Dies soll mittels der grundlegenden Einführung des Case Managements in die stationäre Akuteinrichtung im Bereich Pflege innerhalb von 7 Monaten mit der konsequenten Zielfolge einer Verweildauerverkürzung insbesondere bei einem Herzinsuffizienz-patienten von 9,6 Tagen auf mindestens 8 Tage erreicht werden. Diese können innerhalb des eingeführten Case Managements nachfolgend in weiteren Projekten wie Einführung von Überleitungs-/ Entlassmanagement, Schnittstellenmanagement sowie längerfristig der Telemedizin erreicht werden. Dabei sind weitere messbare Teilziele wie die Steigerung der Erlöse und die Senkung der Kosten, die Steigerung der Fallzahl, die Verbesserung der Versorgungs- und Behandlungsqualität sowie die Steigerung der Kundenzufriedenheit aufzuführen.

6.1 Vorgehensweise

Zunächst werden nach Bewilligung des Projektauftrages die einzeln festgelegten Ziele detailliert betrachtet und die Vorgehensweise durch die Steuerungsgruppe hin zum eigentlichen Projekt eingehend erläutert.

Die Teilaufgaben zur Verweildauerreduzierung sind ein verbessertes Entlassungsmanagement, Aufnahmemanagement, Prozessmanagement und die verbesserte Aufbau- und Ablauforganisation sowie Einbindung der Telemedizin.

Bei der Qualitätsverbesserung im Versorgungs- und Behandlungsablauf werden die Aufgaben eruiert, dass eine erhöhte Qualifikationsanforderung an das Personal benötigt um deren Kompetenzen steigern zu können. Des Weiteren gehören ein TQM dazu sowie eine geringere Fehlerkultur, die beachtet werden sollte. Zudem sollten die Prozesse in der Pflege durch standardisierte Pflege bzw. durch eine Bezugspflege optimiert werden.

Die Aufgaben bei der Kostenreduzierung werden dahin gehend betrachtet, dass es zu Aufgabenverlagerungen kommen muss, das ein Personaloutsourcing durchgeführt wird, der Pflegeprozessoptimiert und Materialienverbrauch reduziert werden soll.

Im Gestaltungsbereich des Projektes sind folgende Adressaten benannt: Ärzte, Pflegemitarbeiter, Krankengymnastik, Sozialdienst, Funktionsdienste, Personalabteilung, Hauswirtschaft und technischer Dienst.

Des Weiteren werden Restriktionen und Vorgaben zum Projekt festgelegt. Diese sind hier in diesem Projekt eine Mindestverweildauerverkürzung von 1,6 Tagen, eine Kostenreduktion von z. B. 4500 auf 4000 Euro und die Zeitdauer des Projektes von 7 Monaten.

In einer IST–Analyse werden die momentane Infrastruktur, das vorhandene Personal und deren Qualifikationen sowie vorhandene Räumlichkeiten für das Projekt und die Aufbau- und Ablaufstruktur näher betrachtet.

Zeitgleich werden die Marktinstrumente genauer studiert. U. a. ist es dabei wichtig seine Mitbewerber zu kennen sowie deren aktuellen Entwicklungsstand, seinen Partner, die demografische Ausgangslage, die potenziellen Kunden, welche Strategie das Unternehmen verfolgen will und welche Synergieeffekte sich ergeben können.

Im weiteren Verlauf wird zunächst überprüft, wer das Projekt finanzieren könnte. Dabei stehen die Möglichkeiten der GKV, der privaten Krankenkassen, Fördervereine des Hauses, der Träger selbst, insbesondere bei Tendenzbetrieben u. a. die Kirche, das eigene Budget sowie Rücklagen und Eigenmittel wahlweise als Möglichkeit zur Verfügung.

Bei der Entwicklung des Projektes müssen vorab die rechtlichen Grundlagen eingehend überprüft worden sein. Dabei geht es um ethische Fragen, Budgetvorgaben, zusätzliche Qualifikationsanforderungen sowie Einhaltung der Berufsordnung.

Zur Kostenanalyse werden zunächst die DRG – Berechnungen bzgl. des Beispiels Herzinsuffizienz geprüft, ebenso die Verweildauererhebung, Baserate, Personalkosten, Raummiete, Rücklagen, Instandhaltungskosten, Kredite und Investitionen offengelegt.

In der Prozessanalyse erfolgt die Überprüfung der Anreise bzw. der Zuweisung, der Aufnahmen und Entlassungen sowie den detaillierten Behandlungsab- und verlauf sowie die Nachbehandlung und Nachsorge.

Diese ganze Studienanalyse hat zur Folge, dass abschließend eine „Stärken- / Schwächenanalyse" des Unternehmens in den o. g. Bereichen durchgeführt wird. Um diese Analyse qualifiziert durchführen zu können, sind wiederum ein Patientenfürsprecher, die Leistungserbringer, die zuweisenden Ärzte und der Kostenträger von großer Aussagekraft und Wichtigkeit.

Anhand der evaluierten Kriterien und Berücksichtigungen werden zusätzlich zum eigentlichen Projekt Case Management folgende mögliche Alternativen vorgeschlagen: Status quo (alles bleibt beim Alten), Verbesserung des Aufnahme- und Entlassungsmanagements, die Einführung von TQM oder das komplette Angebot für den Bereich der Herzinsuffizienz wird im Unternehmen heruntergefahren.

In der Entscheidungsanalyse nach Kepner–Tregoe zwischen den möglichen Alternativangeboten werden zunächst die Mussziele, die unbedingt eingehalten werden müssen, festgelegt. Anschließend werden die Kann-/Wunschziele festgelegt und anhand der Dringlichkeit gewichtet. Die Eigenschaften der angebotenen Alternativen werden in den Muss- wie auch Kann - Zielen bewertet. Die Bewertung wird mit der vorgegebenen Gewichtung in der jeweiligen Kategorie malgenommen. Wer die größte Übereinstimmung mit den gesetzten Anforderungen hat, dessen Alternative kommt zum Zuge.

6.2   Instrumente

Seit Einführung von G – DRG´s und erst recht bei Einführung von Case Management wird es notwendig, detaillierte überprüfbare Angaben über pflegerische Leistungen und deren Kosten zu machen. Dabei besteht die Herausforderung darin, den Aktualisierungsaufwand für das Case Management und die Pflege möglichst gering zu halten und gleichzeitig Sorge zu tragen für die Aktualisierung der Einschätzungen, so diese denn notwendig würden. Folgende Instrumente kommen dafür infrage:

LEP – Leistungserfassungsprogramm

Patientenbezogene Pflegeleistungen werden anhand einer Liste von Pflegetätigkeiten erfasst und mit Zeitwerten, die von Pflegeexperten ermittelt worden sind, gewichtet. Durch LEP können Pflegeaufwand, Bettenbelegung, Patientenkategorisierung, Angebot und Nachfrage in der Pflege, Belastungskoeffizient sowie die subjektive Arbeitsbelastung ausgewertet werden.

RUG – III – Klassifikation (Resource Utilisation Groups)

Hier belegen Studien eine Varianzaufklärung (r^2) von >0,5 *(Vgl. Fries et al. 1994)* RUG ist ein Instrument der Langzeitpflege.

KAI – BI (Kölner Assessment – Instrument)

Es erlaubt eine Beurteilung von Patienten- und Behandlungscharakteristika in folgenden Bereichen: Grundpflegerische Abhängigkeiten, basierend auf dem ADL – Index nach Morris, behandlungspflegerischen Prozeduren, Dekubitusrisiko, Sturzrisiko, Schmerz (mittels numerischer Rating Skala), kognitiver Status, angelehnt an das Clinical Dementia Rating und Überleitung.

Das Spektrum reicht von einer Aktualisierung bei Eintreten einer Statusveränderung hin zur klinisch fachlichen Einschätzung des Case Managers über die mittlere Verweildauer bis hin zur empirisch fundierten Verknüpfung von KAI Group – Gruppierung an definierte Behandlungspfade, die sich an der mittleren Verweildauer orientieren. Weitere Möglichkeiten die Ergebnisse dieses Projektes zu überprüfen ist die Evaluation der Verweildauer, der Wiederaufnahmen, Komplikationen, der Kostensenkung und Erlössteigerung sowie der Patientenzufriedenheit. *(Vgl. Bostelaar, Pape 2008, S. 125 – 137)*

Abschließend sollten vorab verschiedene Instrumente der Projektstrukturierung, Informationsbeschaffung, Strukturierung von Entscheidungssituationen, Projektplanung, Risikoabschätzung und ein Projektinformationswesen ausreichend Berücksichtigung finden.

6.3 Organisation

In den Organisationsstrukturen und dessen Bedeutung bei der Implementierung von Case Management reklamieren die Ärzte in Fragen der Versorgungsqualität bisher die alleinige Kompetenz. Aufgrund hoher Interdependenz von Patientenversorgungen im stationären Akutbereich sind nicht in allen Fällen von Organisationsdefiziten und Komplikationen diverse Kausalitäten zum ärztlichen Sachverstand herzustellen. Aus rechtlichen Erwägungen kann der Case Manager sowohl aus der Ärzteschaft wie auch aus dem Pflegebereich stammen. Die Bewertung einer stationären Aufnahmenotwendigkeit obliegt der Einschätzung des aufnehmenden Krankenhausarztes. Zur Optimierung und Straffung von Versorgungsabläufen benötigt der Case Manager neben klinischer Erfahrung und organisatorischen Fähigkeiten ein Höchstmaß an persönlicher Autorität, interaktive Fähigkeiten und Überzeugungskraft. In der Vergangenheit erwiesen sich Krankenhäuser bisher als sehr veränderungsresistent. Der Case Manager musste hartnäckige Überzeugungsarbeit leisten und auseinandergehende Interessen der diversen Berufsgruppen in einem System aus ungleicher Verteilung von Macht und Einfluss ausgleichend berücksichtigen. Die Implementierung von Case Management – Strukturen erfordert ein Umdenken aller Beteiligten im System. *(Vgl. Schwaiberger, 2005, S. 63 – 64)*

6.4 Personelle Aspekte

Die Mehrfachbelastung von Projekttätigkeiten und alltäglichen Routinearbeiten wird vom Projektleiter und dessen Projektmitgliedern als überwiegend zu bewältigen eingeschätzt. Die interne sowie externe Kommunikation soll durch eine interne Projektdokumentation und diverse Zwischenberichte, regelmäßige Fachartikel in der krankenhauseigenen Mitarbeiterzeitung sowie in Informationsworkshops für Mitarbeiter Raum gegeben werden.

7. Durchführung des Projektes

7.1 Projektorganisation

Im Hinblick auf den entscheidenden Erfolg der Einführung von Case - Management zur Verweildauerverkürzung wird hier eine strukturelle Projektorganisation als Erfolgsfaktor für die Bearbeitung des o. g. Projektes sinnvoll sein. Hierbei werden alle Organisationsformen verstanden, die für die Bewältigung komplexer, singulärer Aufgaben mit spezifischen Termin-, Leistungs- und Kostenzielen geeignet sind.

7.2 Projektphasen

Die Projektphasen gliedern sich nachfolgend in einer Definitionsphase, Planungsphase, Durchführungsphase sowie die Kontrolle und Projektabschluss.

7.2.1 Definitionsphase

Zu Beginn erfolgt die Auswahl des Projektes mittels einer zuerst durchgeführten Vorstudie, welche anschließend nach einer ersten Entscheidungsphase in einen schriftlichen Projektauftrag formuliert und – sofern diese nicht bereits aufgrund weiterer Projekte einberufen wurde – die Steuerungsgruppe einsetzt *(Vgl. Wolf / Genz 2004)*.

In der Definitionsphase wird ein Projektvorschlag, z. B. Einführung von Case Management, in der Pflege zunächst vom Auftraggeber u. a. Geschäftsführer, der Klinikleitung vorgestellt. Nach einem ersten positiven Feedback durch die Klinikleitung wird ein schriftlicher Projektantrag der Klinikleitung an den Geschäftsführer erstellt. Dieser Projektantrag umfasst zunächst eine kurze Darstellung der aktuellen Problemlage, u. a. zu große Verweildauer bei akuten Herzinsuffizienzpatienten im stationären Akutbereich und der gesundheitspolitischen Relevanz, die Definition der Projektziele, -inhalte und -schritte, Einschätzung der Realisierbarkeit, die erwarteten Ergebnisse und Auswirkungen sowie die Akzeptanzsicherung. Es enthält des Weiteren eine Festlegung der Projektdauer, die Grobplanung von Terminen und Meilensteinen mit der Einschätzung des Zeitaufwands und der Projektkosten sowie Vorschläge zur Projektbesetzung.

Nach der erfolgten Antragsgenehmigung durch den Auftraggeber erfolgen im Rahmen einer Workshopsitzung auf Leitungsebene die Festlegung der Projektorganisation, der offizielle Einsatz der Steuerungsgruppe und die förmliche Ernennung des Projektleiters. Daran anschließend erfolgt die Zusammenstellung des Projektteams.

Die weitere Konkretisierung des Projektauftrages, hinsichtlich Sinns und Zweck (Begründung und Beitrag des Projektes zur Lösung der beschriebenen Probleme), Ziel (Ergebnis-, Termin-, Ressourcendefinition) und Szenario (bildhafte Verdeutlichung des Projektabschlusses bzw. der Zielvorgaben), erfolgt durch die Steuerungsgruppe. Dies geschieht im Rahmen einer Projektdefinition mittels einer Hauptstudie und einer abschließenden ausgearbeiteten Detailstudie, welche schließlich zur weiteren Detaillierung in einen Projektplan mündet *(Vgl. Wolf / Genz 2004).*

Die Definitionsphase endet mit einem verbindlichen Projektauftrag. Darin werden ergänzend zum Projektantrag alle Beteiligten genannt, die jeweiligen Vollmachten und Weisungsbefugnisse des Projektleiters, diverse vorgegebene Anforderungen an die Dokumentation und die Art des Berichtwesens die festgelegt. Zudem erfolgt die Anlage einer Projektakte zu einer systematischen Dokumentation des verbindlich bewilligten Projekts *(Vgl. Kessler & Winkelhofer 2002; Lessel 2005).*

7.2.2 Planungsphase

In der angehenden Planungsphase wird zunächst eine vorhandene Grobplanung verfeinert, um einen ersten Überblick und Vorausschau über die zu benötigten Mitarbeiter und Ressourcen in qualitativer und quantitativer sowie in zeitlicher Hinsicht zu erhalten, das Vorgehen bezüglich der nachfolgenden Schritte und deren Ablauf zusichern und abschließend die Grundlage für eine sinnvolle Steuerung zu bilden.

Das oberste Ziel der Feinplanung ist die Erstellung des Projektstrukturplans, der das Gesamtprojekt in überschaubare Teile gliedert. Dabei ist die gemeinsame Erarbeitung durch den Projektleiter und sein Team als ein wichtiges Element der Teamentwicklung als entscheidend anzusehen. Mit Unterstützung eines zunächst losen Brainstormings werden alle zur Zielerreichung notwendigen Aufgaben und Aktivitäten gesammelt, aufgelistet und in diverse Teilaufgaben sowie Arbeitspakete gebündelt und/ oder zerlegt. Diese erstellte Gliederung ermöglicht es, den personellen und finanziellen Aufwand genauer zu erfassen und die daraus ergebenen Verantwortlichkeiten zuordnen zu können.

Neben der Aufgabenstrukturierung empfiehlt es sich, dem Projektverlauf zunächst eine detaillierte und zeitliche Struktur zu geben und mit Unterstützung eines gegliederten Phasenplans in einzelne Entwicklungsabschnitte zu unterteilen, die anschließend durch eine Festsetzung von Meilensteinen definiert werden. Durch den vorab dokumentierten Soll– Ist – Abgleich und die gezielte Weitergabe von Informationen an die Steuerungsgruppe am Ende einer jeden Phase, unterstützen gesetzte Meilensteine die gezielte Projektüberwachung und bilden somit erst die Grundlage für Entscheidungen über den weiteren Projektfortgang. Der Phasen- wie auch der Struktur- und Ablaufplan ist zwingend mit der Steuerungsgruppe sorgfältig abzustimmen. Aus dem Strukturplan leitet sich in direkter Form der zukünftige Projektablaufplan ab. Alle potenziellen Vorgänge werden in eine logische und zeitliche Reihenfolge der Erledigung gebracht sowie unter der Angabe der geschätzten Bearbeitungsdauer mit frühest- und letztmöglichen Anfangs- und Endzeitpunkten, evtl. inklusive geplanter Pufferzeiten versehen. Der Ablaufplan verdeutlicht nun die inhaltlichen und terminlichen Abhängigkeiten und gilt somit als ein wichtiges Steuerungsinstrument während der kommenden Durchführungsphase. Für das Case Managementprojekt zur Verweildauerreduzierung bei einem Herzinsuffizienzpatienten werden folgende Implementierungsschritte, Arbeitspakete und Teilaufgaben definiert:

Meilenstein A: Grundsatzentscheidung zum Case Management:

➔ Festlegung ob Einführung von Case Management zur Reduzierung der Verweildauer: Ja oder Nein

➔ Festlegung des Finanzierungsbedarfs bzw. des Budgets

➔ Festlegung des Bereiches, wo Case – Management eingeführt werden soll: Entscheidung für die Internistischen Station/ Kardiologie

Meilenstein B: Ist – Analyse (4 Wochen)

➔ Analyse von existierenden Prozessen von der Aufnahme über Versorgung bis zur Entlassung und Nachversorgung, u. a. insbesondere im pflegerischen Bereich

➔ Die Abklärung von Ressourcen und der Zuordnung von Verantwortlichkeiten.

➔ Festlegung der Verantwortung für die Veranlassung, Durchführung, Dokumentation

➔ Durchführung von Schwachstellenanalysen

➔ Erarbeitung von Problemlösungsideen und –ansätzen

Meilenstein C: Ist – Analysen Darstellung

➔ Festlegung des Teilnehmerkreises und Versendung von Einladungen

➔ Die Abklärung von Ressourcen und der Zuordnung von Verantwortlichkeiten für die Präsentation der Ergebnisse

➔ Entscheidungsanalyse über den weiteren Projektverlauf

Meilenstein D: Projektplanung (8 – 12 Wochen)

→ Die Festlegung von der Organisation und der Frequenz von Projektgruppensitzungen Dokumentation und Informationsweitergabe im Rahmen der ersten Projektgruppensitzung mit der Steuerungs- und Projektgruppe.

→ Auswahl von 2 Case – Managern

→ Die Erarbeitung des Projektstrukturplans durch die Projektgruppe.

→ Der Phasenablaufplan soll erstellt, die Termine gesetzt, und eine Rückmeldung an die Projektgruppe gegeben werden.

→ Zielfestlegung des Unternehmens mit dem Case - Management

→ Neuregelung von unterstützenden Case Managementprozessen auf Systemebene und unterstützenden operativen Prozessen.

→ Evtl. Neufestlegung von Zuständigkeiten

→ Ergebnisdarstellung Case – Managementkonzept

Meilenstein E: Einführungsveranstaltung zur Implementation

→ Festlegung des Teilnehmerkreises und Versendung von Einladungen

→ Umfassende Information an alle Mitarbeiter

Meilenstein F: Testphase/ Durchführung (8 Wochen)

→ Überprüfung der Einhaltung und Bewährung von Vereinbarungen

→ Durchführung einer engmaschigen formativen Evaluation

Meilenstein G

→ Durchführung im Echtbetrieb

Meilenstein H Projektabschluss

→ Überprüfung der Entwicklung von Fallzahlen, der Verweildauer, Auslastung, Wiederaufnahmen, Komplikationen und der Patientenzufriedenheit

→ Erstellung eines Implementierungsberichtes über den CM-Prozessablauf, die Zielgrößen, die Verfahren/Darstellung zur Kostentransparenz sowie Feedbackergebnisse.

→ Des Weiteren erfolgt die Inkraftsetzung des CM-Konzeptes verbindlich durch die obersten Leitungen!

→ Umsetzung/Sicherstellung der Anwendung mittels laufenden Controllings.

(Vgl. Bostelaar, Pape 2008, S. 32 – 33)

7.3 Steuerungsgruppe

Um eine insgesamt breite Beteiligung der verschiedenen Berufsgruppen des Gesundheitswesens im Krankenhaus und damit eine hohe Akzeptanz von Veränderungsmaßnahmen zu gewährleisten, sollte die Projektsteuerung einer repräsentativ besetzten Steuerungsgruppe übertragen werden, die durch die Geschäftsführung einberufen wird. U. a. Pflegedirektor, ärztlicher Direktor, Verwaltungsdirektor/ GF. Die Zusammensetzung der Steuerungsgruppe sollten alle relevanten Berufsgruppen und Hierarchieebenen des Krankenhauses einschließlich der Mitarbeitervertretung umfassen, d.h. im Einzelnen *(Vgl. Wolf / Genz, 2004):* Vertreter der Pflege, des ärztlichen Dienstes, Mitglieder der oberen Leitungsebene wie PDL, ärztlicher Direktor, Geschäftsführung. Darüber hinaus kann es sinnvoll sein, folgende Vertreter der Einrichtung in die Steuerungsgruppe einzubinden *(Vgl. Wolf / Genz, 2004):* Leitung der Qualitätssicherung, und den Hygienebeauftragte/r. Die Moderation des Steuerungskreises sowie die Gesamtkoordination des Projekts übernimmt der Pflegedirektor.

7.4 Projektgruppe

Projektgruppe besteht aus einem leitenden Arzt, eine Krankenschwester, eine Mitarbeiterin des sozialen Dienstes, dem Controller, der Stationsleitung, einer Sekretärin (Vertretung der Verwaltung) und den Case – Managern. Die Projektleitung übernimmt in diesem Projekt die Teamleitung (ehem. Stationsleitung) inkl. aller gegebenen Verantwortlichkeiten.

7.5 Durchführungsphase

Eine Durchführung des Case Managementprojektes in der Pflege zur Reduzierung der Verweildauer stellt zunächst die gezielte Umsetzung der Detailplanung in die aktuelle Praxis dar, indem die individuell definierten Arbeitspakete abgearbeitet und die vorab festgesetzten Meilensteine erreicht werden sollen. Entsprechend dieser eingehenden Projektplanung müssen die Beteiligten die Prozesse koordiniert, Mitarbeiter instruiert und motiviert und die Überprüfung der Leistung und der Fortschritte geregelt werden. Damit die potenziell angestrebten Ziele erreicht werden können, gehört die Projektsteuerung und -kontrolle zu den wesentlichen Bestandteilen einer Durchführungsphase. Neben dieser Planung sind eindeutige Definitionen, Aufträge, Zielvorgaben und Zwischenevaluationen bedeutende Steuerungsinstrumente. Insbesondere die Soll– Ist -Analysen stellen bei entstandenen Störungen oder Verzögerungen zusammen mit der Entwicklung von Verbesserungsmaßnahmen das wichtigste und häufigste Steuerungsinstrument dar *(Vgl. Kessler & Winkelhofer 2002; vgl. a. Casutt 2005).*

Um diverse, auftretende Abweichungen von der ursprünglichen Projektplanung rechtzeitig erkennen zu können, reicht es nicht aus, den Projektforschritt an jedem Meilenstein zu kontrollieren, es ist sinnvoller den gesamten Projektverlauf fortlaufend zu überwachen. Das ermöglicht auch, die sich anbahnenden sozialen Konflikte und Motivationsschwankungen im Projektteam frühzeitig zu erkennen und abzuwenden. Die Dokumentation sowie die permanente Information und Kommunikation untereinander sind bei der Überwachung des Projektablaufs von ganz entscheidender Bedeutung. Dokumentiert werden abfolgend die einzelnen Arbeitspakete, Meilensteine, wichtige Ereignisse sowie diverse Absprachen. Der Informationsaustausch zwischen allen Beteiligten erfolgt grundsätzlich in den Projektsitzungen, Besprechungen sowie über die Medien Telefon, E-Mail oder Fax. Eine Protokollierung der regelmäßigen Sitzungen sowie am Ende jedes Meilensteins ist zudem unerlässlich. Sie dient neben der Erarbeitung bestimmter Themen der Darlegung der jeweiligen Ist-Daten. Zu Beginn des Projektes wird ein Protokollant (Sekretärin aus der Verwaltung) festgelegt, der den übrigen Teilnehmern und weiteren Betroffenen seinen Bericht rechtzeitig, d. h. in Abhängigkeit von der Sitzungsfrequenz (z.B. 10 Tage nach dem Treffen), über die diversen modernen Kommunikationswege wie E-Mail oder durch die Hauspost zukommen lässt. In längeren Phasen, in denen kein Zusammentreffen des Projektteams stattfindet, hält der Projektleiter intensiven Kontakt zu den einzelnen Verantwortlichen. Der Projektleiter sollte monatlich einen aktuellen Statusbericht für die Steuerungsgruppe und für den Auftraggeber erstellen. Abweichungen werden umgehend mitgeteilt, da unterschiedliche Änderungen so gut wie immer genehmigt werden müssen *(Vgl. Casutt, 2005)*. Darüber hinaus legt der Projektleiter der Steuerungsgruppe am Ende eines jeden Meilensteins einen Statusbericht vor und trifft sich mit dieser zur Besprechung der Ergebnisse und ggf. des weiteren Projektverlaufs. Alle Dokumente werden stets in einer dafür angelegten Projektakte abgelegt. Zur Einführung von Case Management findet eine Kick – Off Veranstaltung für alle Mitarbeiter der ausgesuchten Pilotstation statt. Hier erfolgt die Schulung der Mitarbeiter über Case Management und die dazu erreichenden Ziele. Sie werden Ihnen hier eingehender erläutert. Anschließend erfolgt die Implementation des Case Management in den Betrieb. Dabei ist es von Vorteil eine Pilotstation für die Einführung zu wählen. Die Durchführungsphase endet mit der Integration des Case Managements in die Klinikorganisation.

Der Ablauf des Case Managements im Echtbetrieb durch den Case Manager selbst verläuft nach Case Managementstandarddefinitionen laut DGCC wie folgt: (*s. Anlage 1*)

In der *Klärungsphase*, dem „*Access, Case Finding, Intaking*" erfolgt eine erste Kontaktaufnahme mit dem Patienten, anschließend die Abklärung einer Angemessenheit von Case Management im jeweilig vorliegenden Fall und zuletzt die Einleitung des Case Managementprozesses. In dieser Klärungsphase ist es sinnvoll, durch ein etwaiges Screening Verfahren die potenziellen Fälle zu ermitteln, die eines Case Managements bedürfen, und sie organisatorisch einer Pflegeaufwandsgruppe zuordnen zu können.

In der *Assessmentphase* erfolgt eine umfassende Ermittlung, Beschreibung und Dokumentation der Versorgungs- und Lebenssituation (u. a. Ressourcen, Probleme und Risiken) sowie deren Bedarfslage des Patienten und seines Netzwerkes (Familie, Angehörige, Freunde).

Bei der anstehenden *Serviceplanung* geht es um die Festlegung der Ziele und Unterstützungsleistungen im jeweiligen Einzelfall mit dem betroffenen Patienten (eine sog. Versorgungsplanung). Dazu gehört die Konsensbildung bezüglich der Vereinbarung über vorhandene Leistungsangebote und den individuellen Leistungswünschen, bzw. des nötigen Leistungsbedarfs zwischen dem Leistungserbringer, dem Leistungsempfänger und den Kostenträgern. Zudem werden die Kriterien bzw. die Kennzahlen zu deren Überprüfung ebenfalls vereinbart. Der Case Manager erstellt auf Basis von vorgegebenen nationalen Standards oder Behandlungspfaden unter Berücksichtigung der individuellen Patienteninteressen einen detaillierten Versorgungsplan. Kann der Patient nicht in einen standardisierten Pfad eingegliedert werden, wird ein individueller auf den Betroffenen zugeschnittener Versorgungsplan erarbeitet. Dieser wird anschließend dokumentiert und mit allen am Versorgungsprozess beteiligten Personen in einer Fallbesprechung kommuniziert und diskutiert.

In der *Linkingphase* werden auf Basis des Service-/ Versorgungsplans die passenden Unterstützungsangebote durch den Case Manager vermittelt. Dabei werden u. a. formelle und informelle Angebote der Netzwerke einbezogen.

Im *Monitoring* erfolgt die Sicherung, Prüfung und Bewertung der Versorgungs- und Unterstützungsangebote des betroffenen Herzinsuffizienzpatienten sowie der zielgerichteten Fallsteuerung. In dieser Phase kann es bei Bedarf aufgrund von Komplikationen auf der Fallebene zu einem Re-Assessment und zu einer Modulation des erstellten Serviceplans kommen.

In der *Evaluation* erfolgt zielgerichtet die Bewertung des Fallverlaufs im Case Management und nach Fallabschluss. Bei der *formativen Evaluation* findet während des Versorgungsprozesses eine regelmäßige Überprüfung im Monitoring statt. Kommt es hier akut zu

Störungen im Fallverlauf, werden gezielt die Ursachen ermittelt und einer angemessen Lösung zugeführt. In der *summativen Evaluation* wird das Erreichen der Zielsetzung im Versorgungsplan mit dem Patienten in einem Abschlussgespräch überprüft. Treten hier zu große Abweichungen in der Zielerreichung auf, ist der Fall im Detail zu dokumentieren und zu analysieren. Auf Basis der ermittelten Ergebnisse der Analyse ist die Notwendigkeit einer Prozess- und/oder Strukturanpassung zu überprüfen und abschließend durchzuführen. *(Vgl. Pape 2008, http://www .vpu-online.de/de/pdf/Positionspapier_Case-Management.doc 06.07.2008)*

7.6 Arbeitspakete und Zuständigkeiten

Nachfolgend werden den verschiedenen Berufsgruppen der Projektgruppe die erforderlich zugehörigen Arbeitspakete des Projektes Einführung von Case Management zugeordnet. *(Vgl. Bostelaar, Pape 2008, S. 32 – 33)*

7.6.1 Krankenschwestern/ Ärzte/ Sozialer Dienst

Die Aufgabe dieser Arbeitsgruppe ist es, die Analyse existierender Prozesse von der Aufnahme über Versorgung bis zur Entlassung und Nachversorgung, u. a. insbesondere im pflegerischen Bereich durchzuführen. Die Abklärung von Ressourcen und der Zuordnung von Verantwortlichkeiten vorzunehmen sowie die Festlegung der Verantwortung für die Veranlassung, Durchführung, Dokumentation zu machen. Alle genannten o. g. Berufsgruppen führen eine Schwachstellenanalyse durch. Zudem erfolgen die Erarbeitung von Problemlösungsideen und –ansätzen sowie die des Projektstrukturplans durch die Projektgruppe insgesamt.

7.6.2 Controlling

Der Controller hat die Aufgabenpakete: Überprüfung der Entwicklung von Fallzahlen, der Verweildauer, Auslastung, Wiederaufnahmen, Komplikationen und der Patientenzufriedenheit sowie die Umsetzung/Sicherstellung der Anwendung mittels laufenden Controllings. An der Erarbeitung des Projektstrukturplans durch die Projektgruppe nimmt er teil.

7.6.3 Verwaltung/ Sekretärin

Die Sekretärin ist für die Versendung von Einladungen zuständig sowie nach Vorgaben des Projektmanagers für die Erstellung eines Projekt-/ Implementierungsberichtes über den

CM-Prozessablauf, die Zielgrößen, die Verfahren/ Darstellung zur Kostentransparenz sowie Feedbackergebnisse in Reinschrift.

7.6.4 Case Manager

Die zwei Case Manager sind letztendlich für die direkte Durchführung im Echtbetrieb zuständig und nehmen an der Erarbeitung des Projektstrukturplans durch die Projektgruppe teil.

7.6.5 Projektleiter

Der Projektleiter ist für folgende Arbeitspakete verantwortlich und zuständig: Festlegung des Teilnehmerkreises, die Abklärung von Ressourcen und der Zuordnung von Verantwortlichkeiten für die Präsentation der Ergebnisse, Entscheidungsanalyse über den weiteren Projektverlauf, die Festlegung von der Organisation und der Frequenz von Projektgruppensitzungen, Dokumentation und Informationsweitergabe im Rahmen der ersten Projektgruppensitzung mit der Steuerungs- und Projektgruppe. Der Phasenablaufplan soll erstellt, die Termine gesetzt, und eine Rückmeldung an die Projektgruppe gegeben werden. Umfassende Information an alle Mitarbeiter soll erfolgen. Die Neuregelung von unterstützenden Case Managementprozessen auf Systemebene und unterstützenden operativen Prozessen. Eine evtl. Neufestlegung von Zuständigkeiten sowie die Ergebnisdarstellung des Case Managementkonzeptes. Die Überprüfung der Einhaltung und Bewährung von Vereinbarungen, die Durchführung einer engmaschigen formativen Evaluation sowie abschließend die Erstellung eines Implementierungsberichtes über den Case Management-Prozessablauf, die Zielgrößen, die Verfahren/ Darstellung zur Kostentransparenz sowie Feedbackergebnisse.

7.7 Kontrolle und Projektabschluss

Im Projektabschluss steht die Erstellung des Projekt-Implementierungsberichts im Vordergrund: Darin werden der Case Management-Prozessablauf, die Zielgrößen, die Verfahren sowie Darstellung zur Kostentransparenz und die Feedbackergebnisse insgesamt dargestellt. Zudem erfolgt die Inkraftsetzung des Case Management - Konzeptes verbindlich durch oberste Leitungen. Die Umsetzung und Sicherstellung der Case Managementanwendung findet durch ein laufendes Controlling statt.

8. Finanz- und Zeitplanung

Nachfolgend werden der Projektablaufplan und die Finanzplanung eingehend erläutert.

8.1 Projektablaufplan

Der Projektplan (*siehe Anhang 2*) beschreibt sämtliche Aufgaben und Aktivitäten des Case Managementprojektes und ermöglicht eine erste Kalkulation der anfallenden Kosten. Die Ausarbeitung der exakten Projektplanung sollte durch die gesamte Projektgruppe erfolgen, um der gesamten Komplexität des Case Managementthemas gerecht werden zu können. Diese sollte zudem bereits zu Beginn eines Projektes in sehr detaillierter Weise erfolgen, da insgesamt die Einflussmöglichkeiten auf die Ziele des Projektes im fortgeschrittenen Verlauf immer geringer werden, dagegen die Kosten jedoch gleichzeitig steigen werden *(Vgl. Wolf / Genz, 2004)*. Um die möglichen Risiken einer angehenden Projektdurchführung erfassen zu können, ist darüber hinaus bereits vor dem Projektbeginn eine möglichst detaillierte Risikobetrachtung durchzuführen, die während des gesamten Projektverlaufes im Rahmen eines begleitenden Risikomonitorings aktualisiert werden sollte. Eine solche Risikoanalyse beinhaltet die Identifizierung und Bewertung von Risiken sowie die Planung von vorbeugenden Maßnahmen zur Risikominimierung oder –vermeidung sowie die fortlaufende Überwachung von potenziellen Risiken *(Vgl. Fiedler, 2005)*.

8.2 Finanzplanung

Das gesamte Projekt ist auf einen Zeitraum von insgesamt sieben Monaten ausgelegt. Da die jeweiligen Projektbeteiligten die einzelnen Arbeitspakete und –schritte selbst entwickeln und gestalten sowie auch der Bedarf an diversen benötigten Informationen bei der Grobplanung des Projektes nicht bekannt sind, können die Projektkosten zunächst nur grob geschätzt werden. Die räumlichen und materiellen Ressourcen der stationären Akuteinrichtung können so weit sie vorhanden sind genutzt werden. Die Projektarbeit der Projektgruppe in der Definitions- und Planungsphase geschieht in der allgemeinen Arbeitszeit und gehört jedoch nur vereinzelt zu den originären Tätigkeiten des entsprechenden Berufsstandes. Die Projektplanung und -information erfolgt durch den Projektleiter im Rahmen seines Projektauftrages. *(Kostenberechnung siehe Anhang 3)*

Die Projektgesamtkosten können je nach Material-, Personal- und Raumkosten bei ca. 61000 € liegen. Da die Mittel der Krankenhäuser für Projekte unterschiedlich hoch sind, werden die Kosten so gering wie möglich geplant. Es kann versucht werden, Zuschüsse über den Förderverein, den Träger (z. B. Kirche) und/ oder die Krankenkassen etc. zu erhalten.

9. Erwartbare Ergebnisse

Nachfolgend werden die erwartbaren Projektergebnisse eingehend dargestellt und erläutert.

9.1 Klinikinterne Auswirkungen

Die zukünftigen und angestoßenen Organisationsentwicklungsprozesse werden durch den Case Manager initiiert und umgesetzt. Optimierte Patientenversorgungsprozesse erfordern unbedingt ein permanentes Anpassen der Strukturen. Durch das Case Management lässt sich ein Umbau der Klinikorganisation von einer Berufsorientierung hin zur Versorgungs- bzw. einer Prozessorientierung mit eingebrachter Patientenorientierung einleiten. Die primären Leistungsprozesse in Medizin, Pflege und Funktion sowie der Patient stehen zukünftig im Mittelpunkt. Die Managementstrukturen und –Prozesse, sowie die sekundären und tertiären Leistungsstrukturen und -prozesse werden so erneuert und reorganisiert, dass die tatsächlichen Kernprozesse möglichst ohne Reibungsverluste umgesetzt werden. Die Konsequenzen daraus ergeben, dass Prozessoptimierung zudem große Auswirkungen auf die Neuverteilung von Aufgaben innerhalb der Klinikorganisation unter den verschiedenen Berufsprofessionen nach sich zieht. Die Vorbehaltsaufgaben, die bisher nur von einer Berufsgruppe ausgeführt werden, werden auf ein unabdingbares Maß reduziert werden. Die geforderten Rahmenbedingungen zur Prozessgestaltung werden vorgegeben durch eine „Sinnhaftigkeit" innerhalb der Prozesskette. Gekoppelt an die dafür notwendigen Qualifikationen bestimmen sie aufgrund dessen die zukünftige Aufgabenverteilung zwischen den Berufsgruppen. *(Pape, 2008, http:// www.vpu-online.de/de/pdf/Positionspapier_Case-Management.doc, 06.07.2008)* Das vorgegebene Ziel der Verweildauerreduzierung ist mit Case Management gut zu erreichen. Die Reduktion der Verweildauer kann durch eine lückenlose Prozedurenfolge und frühes Eingreifen von Maßnahmen zur Entlassung die DRG relevanten Verweildauern erreicht werden. Durch eine gezielte Patienten- und Systemsteuerung kann in den jeweiligen Fachbereichen eine Auslastungsoptimierung erreicht werden. Langfristig wird in Zukunft bei zusätzlicher Anwendung von z. B. Telemedizin neben einer konventionellen Behandlung, die Verweildauer nochmals drastisch von bisher 9,5 Tagen mittlere Verweildauer auf bis zu 1-2 Tagen im Durchschnitt reduziert werden können. Ebenso wird die Zahl der Patienten, die pflegeintensiver versorgt werden müssen, steigen. Bei Zustandsverbesserungen der Betroffenen werden diese baldmöglichst entlassen. Es wird mehr Selbstständigkeit des Pflegepersonals verlangt werden durch eine bevorzugt verstärkte ökonomische Denkweise. Es kann jedoch auch zu verfrühten Verlegungen in anderen Versorgungseinrichtungen kommen. Das interne Qualitätsmanagement wird noch weiter forciert werden. *(Vgl. Eckmair, 2008, S. 35)* Es wird eine stärkere Veränderungsbereitschaft im Klinikumfeld gegeben sein. Die Patientenzufriedenheit wird sich erhöhen und es findet eine verbesserte Inanspruchnahme von Hilfen statt.

9.2 externe Auswirkungen

Eine verkürzte Verweildauer wird es weiter notwendig machen, dass die häusliche Situation des Patienten mit einbezogen wird. Damit kann sichergestellt werden, dass eine zu frühe Entlassung keine negativen Auswirkungen auf die Patientengesundheit hat. Es können bis zu 59 % an Heimeinweisungen durch Case Management verhindert werden. Es findet eine stärkere Beteiligung der Kooperationspartner auch von außen statt. *(Vgl. Eckmair, 2008, S. 34 – 36)*

9.3 Leitung, Kompetenzen und Aufgaben des Pflegemanagements

Aufgrund der DRG – Finanzierung wird zukünftig die Fallbetrachtung in den Mittelpunkt gestellt, das sog. Case Management. Abteilungsgrenzen und Berufsgruppen werden dabei ignoriert. Die Pflege wird dadurch gefordert, ihre Leitungen neu zu definieren und zu positionieren. U. a. sollte die einheitliche Pflegesprachenentwicklung durch bisher schon vorhandene internationale Klassifikationssysteme im Pflegealltag eingeführt und etabliert werden. Hierbei wir dem Pflegemanagement eine zentrale Rolle zukommen. Die Führungskompetenzen werden sich aufgrund dieser Veränderungen anpassen bzw. stärker ausgebaut werden. Die Führungskompetenzen auf Stationsbereichsebene wirkt sich folglich auf die fachliche Beratung von Patienten und deren Angehörigen sowie die Sicherstellung und Kontrolle einer leistungsgerechten und lückenlosen Dokumentation aus. Eine Erweiterung des Berufs- und Aufgabenfeldes kann vom Pflegemanagement darin gesehen werden, diverse Mechanismen zu schaffen, wie potenzielle Entlassungshindernisse rechtzeitig erkannt werden können, um dementsprechend gezielt zu intervenieren. *(Vgl. Eckmair, 2008, S. 34 – 36)*

9.4 Therapieplanung des Herzinsuffizienzpatienten

Die Therapieplanung könnte nach Einführung von Case Management wie folgt aussehen: Ein akuter Herzinsuffizienzpatient wird zukünftig bei Verdacht vom Hausarzt beim Case Manager im Krankenhaus angemeldet. Der Case Manager überprüft zuerst die Dringlichkeit der Aufnahme und vorhandenen Risiken. Der Case Manager vereinbart daraufhin mit dem Einweiser den Aufnahmetermin. Dieser erfasst zudem bisher erfolgte Befunde und terminiert zuvor noch fehlende Untersuchungen. Am Aufnahmetag erfolgt eine erneute Befund- und Diagnostikprüfung auf Notwendigkeit. Im Assessmentgespräch wird mit dem Patienten ein prospektiver Pflegebedarf und Risikoeinschätzung erhoben. Zudem wird ein Hilfeplan unter Berücksichtigung seiner noch vorhandenen Ressourcen erstellt. Gemeinsame Ziele werden vereinbart und dokumentiert. Bei relevanten Nebenerkrankungen muss der Case Manager eine eingehende Prozessbegleitung einleiten. Diese wird während des gesamten stationären Aufenthalts durchgeführt. Die gesammelten Informationen werden an die zuständige Pflege- kraft weitergeleitet. Zur Vermeidung von Störungen im Behandlungsverlauf des Herzinsuffi- zienzpatienten bzw. zur vorzeitigen Identifizierung und Maßnahmeneinleitung bespricht sich der Case Manager täglich im Rahmen des Monitoring mit den Ärzten und Pflegekräften. Zur Überprüfung von vereinbarten Zielen führt er regelmäßige Gespräche mit dem Patienten und Angehörigen. Nach erfolgter eingehender Diagnostik wird dem Patienten individuell auf ihn abgestimmte therapeutische und/ oder invasive Maßnahmen empfohlen. Bei Zustimmung des betroffenen Patienten wird die Vorbereitung zur gewünschten Therapie durch den Case Manager eingeleitet und koordiniert. Zudem werden Maßnahmen zur Entlassung/ Überleitung eingeleitet, indem der Sozialdienst vorab informiert wird, um evtl. weitere Maßnahmen einleiten zu können. U. a. Rehabilitation, Anschlussheilbehandlung etc. Der Case Manager nennt ihm im Voraus sein Entlassungsdatum. *(Vgl. Bostelaar, Pape, 08, S. 57- 59)*

9.5 Übertragbarkeit des Projektes

Das vorliegende Projekt zur Implementierung von Case Management bietet für alle Kran- kenhäuser in unterschiedlichem Maße ein effektives und effizientes Instrument, um die bestehenden sowie zukünftigen Anforderungen an stationäre Akuteinrichtungen angemessen begegnen zu können. Dabei unterliegt Case Management immer steten Veränderungsprozes- sen und Entwicklungsbedürfnisse. Es werden noch mehrere Jahre der Evaluation und Be- obachtung sowie der Entwicklung und Erfahrung ins Land gehen, um eine vollständige standardisierte Implementierung unter Bezug von strukturellen, konzeptionellen, rechtlichen und politischen Veränderungen eine generalisierte Aussage treffen zu können. Bei Kranken- häusern der Maximalversorgung kann nicht in jedem Fachbereich das Case Management spiegelgleich eingeführt werden. Die ergibt sich aufgrund von unterschiedlichen Abläufen,

Strukturen sowie Anforderungen aus diagnoseabhängigen Behandlungsprozeduren der Patienten. *(Vgl. Bostelaar, Pape, 2008, S. 57 – 59)*

10. Schlussbetrachtung

Aufgrund von diversen Implementierungsstudien bei Case Management ist bekannt, dass eine sorgfältig geplante Einführung von Case Management sehr wichtig ist. Dazu gehören auch sorgfältige Qualifizierungsmaßnahmen und ein fortlaufendes Controlling. Die Einführung von Case Management in der Pflege wird nur dann positive Effekte erbringen, wenn sie auf allen Ebenen der gesamten Krankenhausorganisation verankert wird. Eine abgestimmte und effiziente Organisation des ärztlichen und pflegerischen Versorgungsprozesses ist ein Garant für das wirtschaftliche überleben eines Krankenhauses. Das Pflegemanagement sollte dabei zukünftig neue und wichtige Koordinationsaufgaben für den Versorgungsprozess einzelner Patienten übernehmen. Sie sind entschieden dafür verantwortlich, die Versorgung der Betroffenen von der Aufnahme bis hin zur Entlassung optimal zu organisieren und zu koordinieren. In Zukunft nimmt sie eine zentrale Rolle in der Behandlung durch die Implementierung von Case Management in stationären Akuteinrichtungen ein. Es bietet dazu eine effektive und effiziente Methode, die Versorgungsqualität kontinuierlich zu verbessern, die Kosten zu reduzieren und die Erlöse zu sichern. U. a. Reorganisation der Stationen zu einem großen Bereich und Veränderung des Aufgabenspektrums. Zudem verbessert sich die Kommunikation zwischen den einzelnen Berufsgruppen und externen Anbietern erheblich. Zudem kann die Arbeitszufriedenheit der Mitarbeiter verbessert werden und sektorale Schnittstellen überwinden. Case Management kann insgesamt von berufsfremden Tätigkeiten entlasten und ermöglich jeder Berufsgruppe eine Konzentration auf die jeweilige Kernkompetenz. Die Qualität und Transparenz von Patientenversorgung verbessert sich und die Patientenzufriedenheit steigt. Hierdurch bietet sich eine Vielzahl von Chancen, die erkannt und rechtzeitig genutzt werden müssen.

11. Literaturverzeichnis

AVR, (2008), Richtlinien für Arbeitsverträge in den Einrichtungen des Deutschen Caritasverbandes, Lambertusverlag Freiburg

Beck, (2008), SGB Sozialgesetzbuch I – XII, 35. Auflage, Dtv – Verlag München

Birkner, B. (2007): Steuerung des Leistungsgeschehens im Gesundheitswesen. 7. Studientext Weiterbildenden Fernstudiums Master of Health Administration

Bostelaar René A., Rudolf Pape et al., (2008), Case Management im Krankenhaus, Kölner Modell in Theorie und Praxis, Schlütersche Verlagsgesellschaft Hannover

Brinkmann Volker (Hrsg,), **(2006),** 1. Auflage, Case Management, Organisationsentwicklung und Change Management in Gesundheits- und Sozialunternehmen, Gabler Verlag Wiesbaden

Carels J., Olaf Pirk, (2005), Springer Wörterbuch Gesundheitswesen, Springer – Verlag Heidelberg

Casutt, C. (2005): Projekt – oder geht es auch einfacher? In: Litke, H.-D. (Hrsg.): Projektmanagement. Handbuch für die Praxis. Carl Hanser Verlag, München – Wien. S. 3 – 54

Dörpinghaus S., Sabine Grützmacher, R. Sebastian Werbke, Frank Weidner, DIP (Hrsg.) (2008), Überleitung und Case Management in der Pflege, Schlütersche Verlagsgesellschaft Hannover

Eckmair, Sabine, (2008), DRG – das Ende professioneller Pflege? Auswirkungen und Bedeutung des Fallpauschalensystems für das Pflegemanagement – aufgezeigt an einem Beispiel zur Qualitätssicherung durch Case Management, VDM Verlag Dr. Müller

Ewers, Michael; Schaeffer, Doris_(Hrsg.) (2000): Case Management in Theorie und Praxis. Bern: Huber.

Fiedler, R. (2005): Controlling von Projekten. Projektplanung, Projektsteuerung, Projektkontrolle. 3. Auflage, Wiesbaden: Vieweg - Verlag

Fischer Wolfram (2002), Diagnosis Related Groups (DRGs) und pflege, Verlag Hans Huber

Fries et al. (1994) >> refining a case – mix Measure for Nursing homes: resource Utilisationgroups (RUG – III)<< Medical care 32(7) 668 – 85

Gerlinger, T. (2007): Das Gesundheitssystem im Umbruch. 8. Studientext des Weiterbildenden Fernstudiums. Master of Health Administration Bielefeld, Magdeburg. S. 93 – 94

Gorschlüter, P. (1999): Das Krankenhaus der Zukunft. Verlag W. Kohlhammer GmbH, Stuttgart.

Haberfellner, R. (1992): Projektmanagement. In: Frese, Erich (Hrsg.) Handwörterbuch der Organisation. 3. Auflage, Stuttgart: Poeschel, S.2090-2102

Hagemeier/ von Reibnitz (Hrsg.), (2005), Homecare, Ein Versorgungskonzept der Zukunft Economicaverlag

Kessler, H. & Winkelhofer, G. (2002): Projektmanagement. Leitfaden zur Steuerung und Führung von Projekten. 3., erweiterte und überarbeitete Auflage. Springer Verlag, Berlin – Heidelberg

Löcherbach, Peter (2002): Qualifizierung im Bereich Case Management – Bedarf und Angebote, in: Löcherbach, Peter u.a. (Hrsg.) Case Management – Fall- und Systemsteuerung in Theorie und Praxis. Neuwied: Luchterhand, 201-226.

Mühlbauer, B.H. (2008): Gestaltungsmöglichkeiten im Gesundheitswesen durch innovative Projekte.13. Studientext des Weiterbildenden Fernstudiums Angewandte Gesundheitswissenschaften. Bielefeld, Magdeburg

Schmid E., J. N. Weatherly, K. Meyer- Lutterloh, R. Seiler, R. Lägel, (2008), Berlin, Medizinische Wissenschaftliche Verlagsgesellschaft

Schmid, M./ Schu M. (2006) Forschung zu Case Management. In Wendt, W./ Löcherbach, P. (2006): Case Management in der Entwicklung – Stand und Perspektiven in der Praxis, Economica Verlag Heidelberg

Schmidt-Rettig, B. (2001): Zukunft der Krankenhäuser in veränderten Strukturen – Paradigmenwechsel des Krankenhausmanagements und Perspektiven eines Strukturwandels. In: Eichhorn, S. / Schmidt-Rettig, B. (Hg.): Krankenhausmanagement – Zukünftige Struktur und Organisation der Krankenhausleitung. F. K. Schattauer Verlagsgesellschaft mbH, Stuttgart. S. 56-62.

Schwaiberger Maria, (2005), 2. überarbeitete Auflage, Case Management im Kranken-haus, Bibliomed Verlag Melsungen

Wendt W. R., Prof., Dr. P. Löcherbach, Prof., Dr. Ewers M. (2006), (Hrsg.) Case Management in der Entwicklung, Stand und Perspektiven in der Praxis, Economica, Verlag Heidelberg, MedizinRecht.de

Wendt, Wolf-Rainer (2001): Case Management – Stand und Positionen in der Bundes-republik, in: Löcherbach, Peter u. a. (Hrsg.) Case Management - Fall- und Systemsteuerung in Theorie und Praxis. Neuwied: Luchterhand, 13-36.

Wendt Wolf Rainer (2008), 4. Auflage, Case Management im sozial- und Gesundheits-wesen, Lambertusverlag

Wolf, C. / Genz, H. O. (2004): Projektmanagement – eine Einführung. Berufsgenossen-schaft für Gesundheitsdienst und Wohlfahrtspflege BGW, Hamburg.

Internet

URL. : http://www.g-drg.de/cms /index.php/inek_ site_de/content/view/full/1661[Stand 02.06.2008]

URL.: http://www.dgk.org/Leitlinien/Leitlinien Herzinsuffizienz.pdf [Stand 03.06.2008]

Fiedler, R. (2005): Die Bedeutung des Risikomanagements für Projekte. [www document]

URL:
http://www.projektcontroller.de/material/material/Risikomanagement_in_Projekten.pdf
Eingesehen am 24.06.2008

Löcherbach, URL.: http://cms.uk-koeln.de/live/case-management/content/e59/e74/ LcherbachCMinDeutschland.pdf (Stand: 08.05.2008)

Pape, 2008, URL.: http://www.vpu-online.de/de/pdf/Positionspapier_Case-Management.doc, 06.07.2008)

Pfaff H. 2003 URL.: http://www.versorgungsforschung.nrw.de/content/e54/e104/e261/ object263/Pfaff_H_2003_Versorgungsforschung-Begriffsbestimmung.pdf

Aufsätze

Amelung Volker, Prof. Dr. (2001), Gesundheitsökonomie und –politik, Studienbrief Nr. 5 der Hamburger Fernhochschule, S. 36 – 41

Huber Peter, (2008), „ Die pflege" Ausgabe 07/08, Case Management im Kontext der Expertenorganisation Krankenhaus, Verantwortung für Prozessabläufe, Kohlhammerverlag

Kolbe Nina, (2008), Alltagsbegleitung für Herzschwache, Witten/ Herdecke, aus „Die Schwester Der Pfleger", Ausgabe 07/2008

12. Anhang

Anhang 1   Case Management Regelkreis

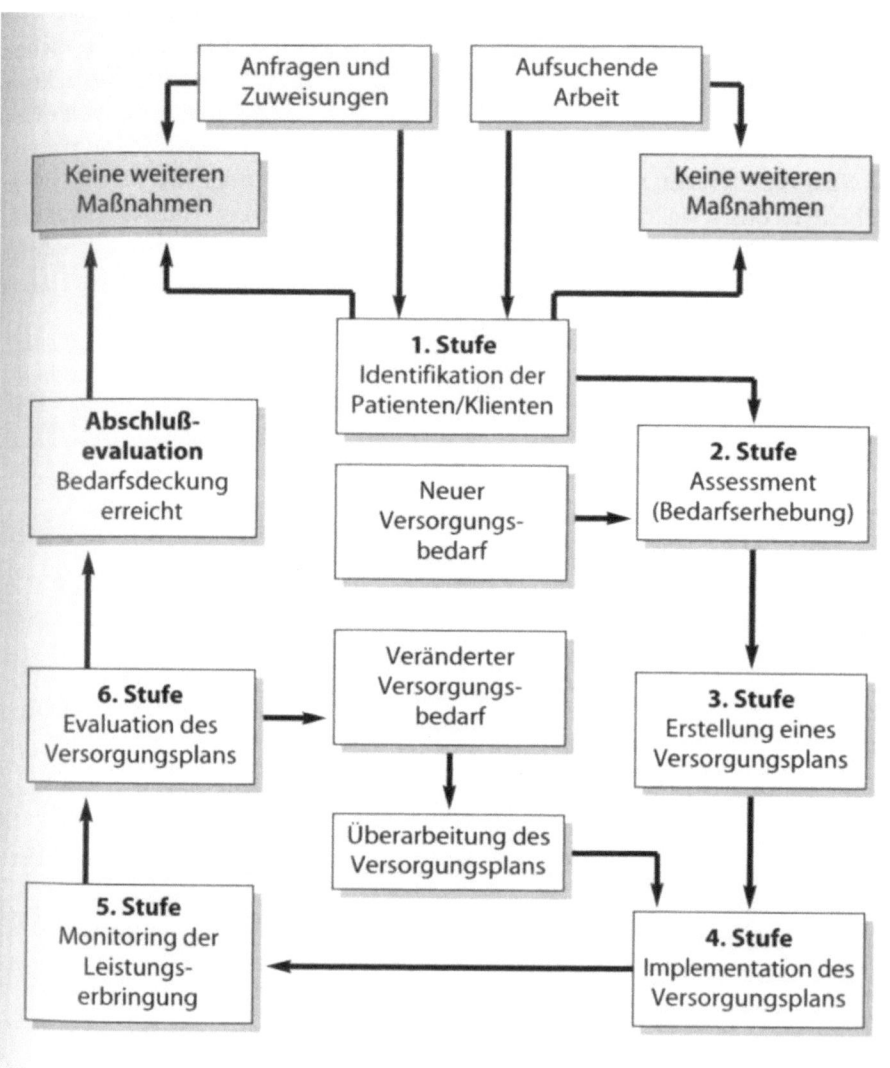

Quelle: Ewers, Schäfer, 2005, Case Management in Theorie und Praxis, S. 73

Anhang 2

Projektstrukturplan

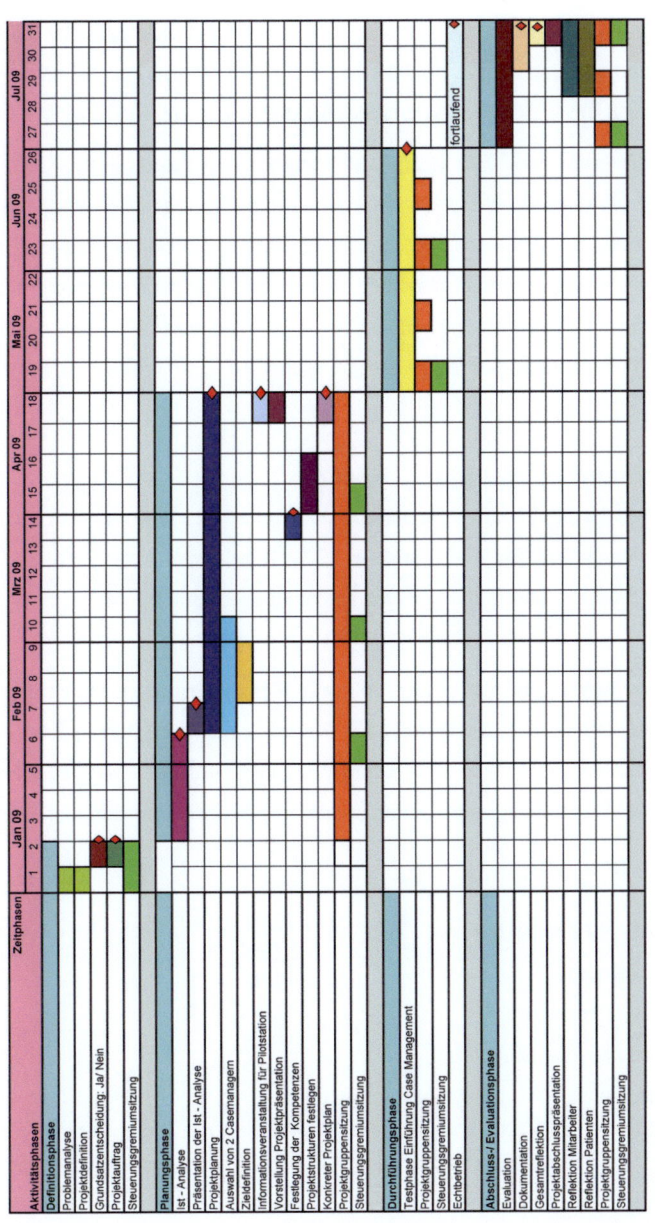

Meilensteine ◆

Detaillierte Projektkostenrechnung

Zur Berechnung der Kosten stehen folgende Vergütungsstrukturen inkl. Arbeitgeberanteil an Sozialversicherung pro Stunde am Beispiel der *„AVR CARITAS" Lambertusverlag, Stand 2008* bei einer Wochenstundenzahl von 39 h zur Verfügung: Krankenschwester 17 €, Teamleitung als Projektleitung 20 €, Arzt 28 €, Case Manager 27€, Sekretärin/ Verwaltung 16 €, Controller 28 €, Sozialdienst 21 €, PDL 28 €, ärztlicher Direktor 33 €, Geschäftsführung 33 €.

In der *Definitions- und Planungsphase* können somit folgende Kosten entstehen: Die Dauer der Definitionsphase sollte eine Woche und die Planungsphase insgesamt 16 Wochen betragen. In diesen 16 Wochen trifft sich die Projektgruppe wöchentlich je 2 h. Das Steuerungsgremium trifft sich einmal monatlich 2 h zur Zwischenstandserhebung inkl. Projektleiter. Die Kosten der Projektgruppe anhand der o. a. Stundenvergütungen belaufen sich pro Stunde auf 184 € brutto, das des Steuerungsgremiums auf 114 € brutto inkl. Projektleiter.

Kosten:

16 Treffen der Projektgruppe a 2 h sind ca.	5888 €
5 Treffen der Steuerungsgruppe inkl. Projektleiter a 2 h sind ca.	1140 €
Raummiete je Treffen 50 € kosten bei 20 Treffen	1050 €
Die Definitions- und Planungsphase kostet voraussichtlich	8078 €

In der *Durchführungsphase* können folgende Kosten entstehen: Durchführung einer Informationsveranstaltung (Kick-off) auf einer Pilotstation eines größeren Krankenhauses mit ca. 42 Mitarbeitern. Davon sind 38 Krankenschwestern, 4 Ärzte. Die Dauer beträgt ca. 2h. Die Projekt- und Steuerungsgruppe ist zur Erläuterung in der Veranstaltung anwesend.

Kosten:

Mitarbeiter der Station	1516 €
Projektgruppe	368 €
Steuerungsgruppe	228 €
Materialkosten/ Einladung	200 €
Raummiete	100 €
Gesamt	2412 €

In der eigentlichen Testphase, die insgesamt 8 Wochen dauert, stellen sich die Kosten wie folgt dar:

Kosten:

Treffen der Projektgruppe alle zwei Wochen a 2h	1462 €
Treffen der Steuerungsgruppe monatlich a 2h	456 €
Testphase durch die 2 Case Manager 8 Wochen a 39h	16416 €
Raummiete	300 €
Kosten voraussichtlich gesamt:	18634 €

In der einmonatigen Evaluationsphase können folgende Kosten entstehen:

Kosten:

Treffen der Projektgruppe 3x a 2h	763 €
Treffen des Steuerungsgremiums zum Abschlußbericht 2x a 2h	456 €
Raummiete	250 €
Materialkosten	50 €
Kosten gesamt	1519 €

Sonstige Kosten: Da zu diesem Projekt zwei Case Manager eingestellt werden mussten, sollten die Kosten der beiden Case Manager über den Projektzeitraum des halben Jahres zunächst auch mitgerechnet werden. 2 Case Manager a 6 Monate kosten zusammen ca. 54756 €